U0208411

蒋氏经皮肺穿法临床应用及病例分析

蒋永亮　主编

汕頭大學出版社

图书在版编目（CIP）数据

蒋氏经皮肺穿法临床应用及病例分析 / 蒋永亮主编
. -- 汕头：汕头大学出版社，2022.12
　　ISBN 978-7-5658-4892-6

　　Ⅰ．①蒋… Ⅱ．①蒋… Ⅲ．①肺癌－防治 Ⅳ.
①R734.2

中国版本图书馆CIP数据核字(2022)第257641号

蒋氏经皮肺穿法临床应用及病例分析
JIANGSHI JINGPI FEICHUANFA LINCHUANG YINGYONG JI BINGLI FENXI

主　　编：蒋永亮
责任编辑：陈　莹
责任技编：黄东生
封面设计：瑞天书刊
出版发行：汕头大学出版社
　　　　　广东省汕头市大学路 243 号汕头大学校园内　　邮政编码：515063
电　　话：0754-82904613
印　　刷：廊坊市海涛印刷有限公司
开　　本：710 mm×1000 mm　1/16
印　　张：13
字　　数：220 千字
版　　次：2022 年 12 月第 1 版
印　　次：2023 年 3 月第 1 次印刷
定　　价：158.00 元
ISBN 978-7-5658-4892-6

版权所有，翻版必究
如发现印装质量问题，请与承印厂联系退换

蒋氏经皮肺穿法临床应用及病例分析
编委会

主编：蒋永亮

　　湖南省人民医院（湖南师范大学附属第一医院）

编者（排名不分前后）：

陈华勇	汤渝玲	刘　念	赵　飞	尹辉明	吴　旭
江　刚	蒋明彦	曾赛丽	谭小武	向　志	胡艳军
胡　晓	刘文广	刘　毅	李炽观	张美娟	彭书玲
彭　优	倪嘉敏	欧阳雯	陆嘉欣	龙嘉为	杨程一
胡　文	石莉芳	熊　燕	刘晶晶	张　慧	李　超
余　辉					

作者简介

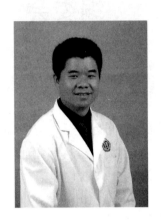

　　蒋永亮，湖南省人民医院（湖南师范大学附属第一医院）呼吸与危重症医学科主任，医学博士、博士生导师、主任医师、教授。兼任中国呼吸肿瘤协作组湖南分会主任委员、中国慢阻肺联盟委员、湖南省康复医学会科普专委会主任委员，国家自然科学基金函审专家，湖南省"121"创新人才，湖南省高层次卫生人才"225"工程学科带头人，湖南省人民医院"131人才工程"领军人才培养对象；2020年荣获"湖南省医师奖"。

　　专业特长：肺癌（肺结节）早期诊断和微创治疗

　　研究方向：慢性阻塞性肺疾病及肺动脉高压的发病机制

　　2010年2月—2012年1月，国家公派美国约翰·霍普金斯大学学习2年。主持国家自然科学基金和省自然科学基金面上项目各2项，已发表论著77篇，SCI论著26篇，研究结果获湖南自然科技奖和医学科技奖各1项，主编专著3部，获国家专利3项。

前　言

作为胸部介入放射学上重要的一环，经皮肺穿刺活检术已有 100 多年的发展史。从 1959 年用 X 射线透视导向进行经皮肺穿刺，到如今 X 线透视、C 臂 CT、CT 或 CT 透视、超声、MRI 及正电子发射断层显像等各种引导方式百花齐放的局面，可以说，影像学技术的发展是经皮肺穿刺活检术飞跃的一双有力翅膀。经皮肺穿刺活检术的奋斗者不断积累操作经验，将眼光放在如何不断提高诊断准确性和安全性上。患者疾病负担重的大背景对经皮肺穿刺活检术发起了号召，肺癌的早期诊断势在必行。经皮肺穿刺活检术，尤其是 CT 引导下经皮肺穿刺活检术在肺部周围病变的诊断中具有优势，其以操作简便、准确性高、并发症发生率低的特点，为肺部占位性病变的下一步诊治，如早期肺癌的切除手术、靶向治疗和免疫治疗前的病理学评估等，提供了可靠的组织细胞学依据。穿刺结果的准确性和操作时间在很大程度上取决于穿刺路径的规划和对病变位置的量化定位，故此"蒋氏经皮肺穿法"将穿刺的关键聚焦在三个要素上，即体表定位、角度、深度。肺部病变的诊断通常依靠临床症状、体征、实验室检查及影像学评估等非侵入性手段，但由于部分患者缺乏典型症状，最终一锤定音的往往是手术病理活检。在实际临床工作中，医患双方总是希望有一项技术能兼顾诊断的精确性和微创性，为肺部病变的定性问题拨开疑云。本书将分享"蒋氏经皮肺穿法"的操作及适应证等，希望能拨开肺部占位领域的一片愁云。

未来经皮肺穿刺活检术的发展将聚焦在操作流程的继续完善和规范上，更加强调围手术期管理、术者操作熟练度及安全医疗意识的重要性，要求术者从术前规划、术中操作、标本取样、患者配合等环节出发，深入探究假阴性因素以进一步提高诊断的准确性。现如今，随着穿刺技术的不断提高，经皮肺穿刺已不再局限于活检，其在肺癌的局部治疗、肺脓肿处理及肺大疱固化治疗、气胸治疗等方面均取得了一定的进展。在"经验"与"创新"的双号召下，未来经皮肺穿刺活检术将会在如何进一步提高精度和便利性这一问题上进行探索，并在角度定位与穿刺器械的有机结合等方面有自己的"创造"，假以时日，经皮肺穿刺活检术必将通过多中心大样本的检验，走进基层，用经验与创新将并发症的发病率降至最低，让患者对蒋氏经皮肺穿法放心。

目 录

第一章 总论

第一节 经皮肺穿刺活检术的发展史

作为胸部介入放射学上重要的一环,经皮肺穿刺活检术(percutaneous lung biopsy)已有 100 多年的发展史。1883 年,莱顿(Leyden)首次以盲目进针的方式进行了经皮肺穿刺,并在活检标本中找到了肺炎双球菌;曼内特尔(Menetrier)于 1886 年首次通过经皮肺穿刺活检术确诊肺癌。但是,经皮肺穿刺活检术在发展初期由于诊断效率低下、并发症发生率高等问题,未能在肺部占位性病变的良恶性诊断中占有一席之地。影像学技术的发展为经皮肺穿刺活检术插上了腾飞的翅膀,从 1959 年布拉迪(Blady)开始应用 X 射线透视导向进行经皮肺穿刺,到如今出现 X 线透视、C 臂 CT、CT 或 CT 透视、超声、MRI 及正电子发射断层显像(PET)等各引导方式百花齐放的局面,经皮肺穿刺活检术从业者不断积累操作经验,将眼光放在如何不断提高诊断的准确性和安全性上。有文献记载,1981 年韦斯布罗德(Weisbrod)等已将借助腰穿针进行的抽吸活检,替换成组织完整度更好的切割针核心活检。另外,同轴针穿刺技术巧妙地减少了活检的穿刺次数,降低了气胸、咯血乃至针道转移等并发症的发生率。

如果说影像学技术的进步促成了经皮肺穿刺活检术的成熟,那么疾病负担的大背景则是发展经皮肺穿刺活检术的有力推手。据世界卫生组织(WHO)下属的国际癌症研究机构(IARC)数据显示:2020 年肺癌发病率居全球癌症第二位,死亡率居首位。在我国,男性肺癌的发病率和死亡数在所有恶性肿瘤中居于第一位,而女性肺癌的发病率和死亡数则居第二位,为提升患者预后效果，肺癌的早期诊断势在必行。经皮肺穿刺活检术，尤其是CT引导下经皮肺穿刺活检术在肺部周围病变的诊断中具有优势，其操作简便、准确性高、并发症发生率低的特点，为肺部占位性病变的下一步诊治，如早期肺癌的切除手术、靶向治疗和免疫治疗前的病理学评估等，提供了可靠的组织细胞学依据。

未来经皮肺穿刺活检术的发展将聚焦在操作流程的继续完善和规范上，更加强调围手术期管理、术者操作熟练程度及安全医疗意识的重要性，要求术者从术前规划、术中操作、标本取样、患者配合等环节出发，深入探究假阴性因素，提升诊断准确性。眼下随着穿刺技术的不断提高，经皮肺穿刺已不再局限于活检，其在肺癌的局部治疗、肺脓肿处理及肺大疱固化治疗、气胸治疗等方面均取得了一定的发展。

（蒋永亮　张慧）

第二节　蒋氏经皮肺穿法的探索历程

经皮肺穿刺活检术能在胸部介入放射学中占有一席之地，并逐渐成为领域中的一项重要诊断技术，离不开CT等影像检查在临床的广泛普及和应用。介入放射学是指在影像设备（X射线、超声、CT、MRI）的引导下，通过经皮穿刺途径或人体原有孔道，将导管或器械引至病变部位进行诊断性造影和治疗，或者采集组织进行细胞学、病原学及生化检查。具体表现在胸部介入放射学上，就是经支气管、经皮、经血管三个途径。

随着检查技术的进步，越来越多的肺部病变无所遁形。我们对于肺部病变的诊断通常依靠临床症状、体征、实验室检查及影像学评估等非侵入性手段，而部分患者由于缺乏典型症状，导致医师对影像学上的毛刺征、分叶征、病变不规则、磨玻璃样结节等征象犹豫不决，于是最终一锤定音的往往只能是手术病理活检。在实际临床工作中，医患双方总是希望能有一项兼顾诊断精确性和手术微创性的技术，为肺部病变的定性问题拨开疑云。在这种内在需求的推动下，CT引导下经皮肺穿刺活检术对肺组织损伤小、诊断肺外周病变优势明显、并发症少且风险小、精确定位、准确率高等优点越发突出，显示出极高的临床价值。

　　CT 引导下经皮肺穿刺活检术在临床上常用于孤立性肺结节的定性诊断，穿刺结果的准确性和操作时间的长短在很大程度上取决于穿刺路径的规划和对病变位置的量化定位。蒋氏经皮肺穿法将穿刺的关键聚焦在三个要素上，即体表定位、角度、深度。

　　使用 CT 引导下经皮肺穿刺活检术的第一步就是要确定好最佳穿刺点，并做好体表定位。最佳穿刺点一般选在肺部肿块显影最大且与胸壁距离最近的层面上（最佳穿刺层面），这样才能保证后续取样充足，选点时要注意避开肋骨、较大血管及肋下神经，以保证穿刺路径的安全性。最佳穿刺点选好后，要落到实处进行体表定位，术者定位越精准，穿刺计划执行得就越到位，穿刺结果也越容易达到预期。反之，若穿刺点定位不当，则会出现重复 CT 扫描、进针、调针等问题，气胸危险接踵而至。

　　以往，经皮肺穿刺活检术定位穿刺点的方法是用医用胶布将一根细铁丝粘在患者肺部肿块所对应的胸壁体表位置上，然后进行 CT 横断扫描，把图像上的不透光点选择为 A 点，认真观察图像后选择最佳的穿刺层面与进针穿刺点，记为 B 点（图 1-1 a），再用光标测量图像上 A 和 B 两点之间的距离，即 AB 线段的长度，最后测量 B 点到肺部肿块之间的深度（图 1-1 b）。体表定位时，把扫描床置于最佳穿刺层面所示的同水平位置，打开 CT 扫描架上的基线，在患者的胸壁体表寻找基线与定位器交叉的点作为 A_1 点，以扫描基线上的 A_1 点为起点，按 CT 显示屏上所示 B 点的方向在患者的胸壁体表划出 AB 两点间的距离，确定为 B_1 点，此 B_1 点即为进针的穿刺点。此法将 AB 线段长度近似看作体表定位点 A_1 与最佳穿刺点之间的距离，从而得到近似的"最佳"穿刺点 B_1（图 1-1 c）。这种定位穿刺点的方法操作不便，且有一定误差，因为人体胸壁存在一定弧度，并不如 CT 图像测绘时那般笔直、理想，故实际定位时 A 和 B 两点间的距离与患者胸壁体表上 A_1 和 B_1 两点间的距离并不相等，B_1 点也并非最佳穿刺点（图 1-1 d），这种在最佳穿刺点体表定位时产生的偏倚，必定影响整个经皮肺穿刺活检术的效果。如何将 CT 图像上的最佳穿刺点完美呈现在体表定位点上，是蒋氏经皮肺穿法探索中踏出的第一步。

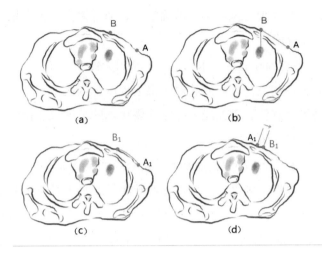

图 1-1　穿刺点定位法偏差效果图

蒋氏经皮肺穿法采用自制栅栏定位器（图 1-2），这种定位器制作简单，耗材易获取、可循环，一般是把介入治疗的废旧导管或金属丝按一定长度剪成 5～10 根，平行排列，间距为 0.5～1.0 cm，再用胶布固定。CT 扫描前把栅栏定位器贴附在病变对应的体表上，CT 扫描后图像可见体表上显示出栅栏定位器的线条状高密度点影，术者可根据这些有序排列的定位参考，选择最佳穿刺层面及进针点。具体应用流程如下。

首先，确定患者操作体位及拟穿刺病灶部位，把自制的栅栏定位器置于患者肺部肿块所对应的体表位置，并进行 CT 扫描，所得图像中肿块所对应的体表可显示出栅栏定位器的 10 个亮点。

其次，在 CT 图像上确定肿块显示的最佳层面、最佳进针穿刺点（选择栅栏定位器上从左向右第几亮点至第几亮点之间，或者第几亮点所处位置）以及进针穿刺点至肿块的距离（图 1-3）。

最后，把扫描床置于最佳显示层面的同位置上，打开扫描机架上的扫描仪，用标记笔或龙胆紫沿着基线划线，并与栅栏定位器进行交叉，对目标导丝与基线的交叉点做着重标记，所得即为最佳穿刺进针点。此法相较于传统定位法更为简单易学，由于导丝柔软可贴合皮肤，有利于克服胸壁弧度带来的定位误差，极大提升了穿刺的精准度和成功率。类似的辅助方法还有一次性栅栏胶布或手术巾，但考虑到消耗及运输，这种借助自制栅栏定位器的 CT

引导下经皮肺穿刺活检术更值得推广，其在降低并发症的同时，让支气管镜技术不成熟的基层医院也能顺利完成精准穿刺和肿块定性工作。

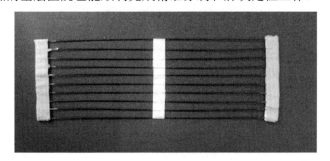

图 1-2 自制栅栏定位器

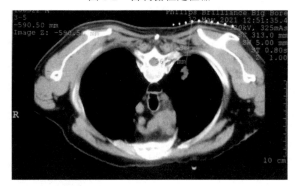

图 1-3 CT 图像上规划穿刺点及穿刺深度示意

在选定好最佳穿刺层面后，应即刻测量最佳穿刺点到病灶表面的最近距离和穿刺点到病灶的最远距离，为穿刺过程中进针的深度提供参考，同时还应将病灶的进针路径与水平线形成的角度记为活检针应保持的进针角度。活检针角度的偏差对整个经皮肺穿刺活检术而言好比卫星偏航，文献资料显示，穿刺针尖偏差的距离=（穿刺深度×2×3.14÷360）×偏差的角度。例如，距体表8 cm 的结节，当穿刺针进针角度偏差10°时，穿刺的针尖将偏离预定点1.40 cm，而这种偏差程度对于8～14 mm 的磨玻璃结节穿刺影响显著。因此，如何既准确又快速地确定穿刺角度，也是经皮肺穿刺活检术的关键之处。

纵观国内各种实操论著及专项专利，既有将穿刺套管与量角器、水平仪组合而成的穿刺引导器（图1-4），也有由各模块组装而成的外置角度定位器（图1-5），对 CT 操作熟悉的医师还会在机架扫描孔上标注角度，通过将穿刺路径圆心与扫描架圆心调整一致的方式，获取直接的穿刺角度参考（图1-6）。

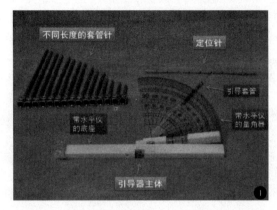

图 1-4　量角器与穿刺套管一体的穿刺引导器

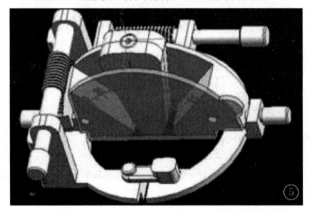

图 1-5　由各模块组装成的角度定位器

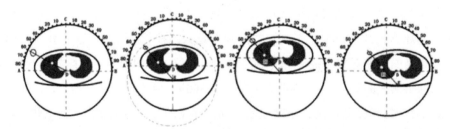

（a）病灶穿刺规划　　（b）穿刺规划路径圆心　（c）用升高床位的　（d）用平移患者身体
路径正好通过扫描孔圆心　在扫描孔圆心下方　　方式使两圆心重合　的方式使穿刺路径
　　　　　　　　　　　　　　　　　　　　　　　　　　　　　　　　通过扫描孔圆心

图 1-6　进针路径圆心调整方法示意

　　上述经验虽有一定可行性，却存在两方面缺陷。一方面，胸廓具有弧度，穿刺点周围区域并非平面，量角器容易产生偏斜，难以将量角器 0°线保持在水平面上。另一方面，对肺结节具有良恶性鉴别需求的患者数量多，手术的易行性直接影响着操作时长，过长的操作时间会让手术等待者排起长龙，间接增加了患者的住院时间与成本，这与蒋氏经皮肺穿法的初衷相违背。综合上述经验以及基层医院的耗材情况，蒋氏经皮肺穿法采用电子水平尺（图1-7）辅助校准穿刺角度，在保证精度的同时尽可能地简化操作。具体操作步骤如下：穿刺前使竖直液柱的气泡位于其顶端，此时开机，电子水平尺就会自动计算0°水平面，而上面显示的角度即为尺子当前位置与水平面之间的角度，且不因尺子倾斜而改变；用水平尺的上极对齐穿刺针即可显示穿刺角度（图1-8），而术者此时只需要将进针的角度调整到与CT图像规划的角度一致，即可继续进针，整个角度调整过程所需用时不超过1分钟。

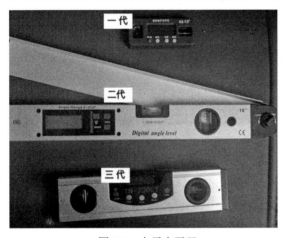
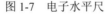
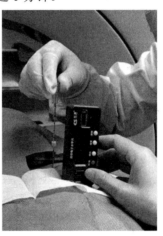

图1-7　电子水平尺　　　　　　　　图1-8　角度定位实操

有了体表定位和角度定位的"两大利器"后，为进一步提高蒋氏经皮肺穿法的精度和便捷性，我们采用了同轴活检针（分针芯与套管，套管外标注有厘米刻度）搭配塑料环（套在穿刺针外套管上以标记穿刺深度）的方式来确定穿刺深度。如此，就完成了传统经皮肺穿刺活检术三个最大难点的攻克。国内文献显示，体表定位后一次穿刺的成功率为98.42%，证明相关技术值得推广。在经验与创新的双号召下，未来蒋氏经皮肺穿法将会在进一步提高精准度和便利性上进行探索，在角度定位与穿刺器械的有机结合上实现创新，假以时日，蒋氏经皮肺穿法必将通过多中心大样本的检验，走进基层，用经验与创新将并发症发病率降至最低，让患者对蒋氏经皮肺穿法放心。

（蒋永亮　陈华勇）

第二章　经皮肺穿刺活检术开展

第一节　影像引导方式选择

一、CT 引导经皮肺穿刺活检术

CT 引导下经皮肺穿刺活检术的准确度和灵敏度较高，且 CT 对肺部病变的显示效果更好。CT 检查势必会使患者受到辐射，而且 CT 引导穿刺的过程需多次扫描，这种强度的辐射暴露究竟会对患者造成哪些近期和远期的影响，目前仍难以预估。在满足诊疗需要的前提下，如何尽可能地减少患者的辐射暴露是临床医师必须要考虑的问题。此外，CT 的价格较超声更昂贵，且操作不灵活，可重复性不高。

二、彩色超声引导经皮肺穿刺活检术

与 CT 引导相比，超声没有辐射，而且可实时、同步地显示穿刺针和穿刺过程，在保证了取材成功率的同时，也进一步降低了损伤正常肺组织和重要器官的风险。此外，与 CT 引导相比，超声引导可在更多体位下进行，操作也更加灵活和方便。对于因体位受限而无法行 CT 引导穿刺的患者，可采用超声引导行坐位穿刺。但由于超声引导易受气体影响，因此在行超声引导经皮肺穿刺活检术时应尽量选择紧靠胸膜和胸壁 1 cm 以上的病灶作为目标，以减少正常含气肺组织对病灶的遮挡，从而提高活检的成功率。在行肺周围病变穿刺时结合应用彩色多普勒超声技术，可避免损伤血管，尤其是大血管，有利

于进一步提高活检的安全性，降低术后咯血概率或出血量。增强 CT 亦可显示纵隔内和肺内血管，明确这些结构和活检目标病灶的关系，但超声引导更具实时同步性。彩色超声引导下的经皮肺穿刺活检术近似于直视下操作，可以准确掌握进针方向和深度，克服 CT 引导与穿刺不能同步、不能实时监测穿刺过程的弊端，所以定位更准确、操作更安全。超声引导下经皮肺穿刺活检术为脊柱旁等特殊部位病灶最佳穿刺点和进针途径的确定提供了重要参考，且相较于 CT，超声可重复性强，可在床旁操作，价格也更加低廉。

三、C 臂 CT 引导经皮肺穿刺活检术

近年来，CT 家族增加了 C 臂 CT，其原理是将 C 臂的旋转运动、平板探测器的采集与 CT 重建技术相结合，兼具 X 射线的实时监测和 CT 空间分辨率高等优点，使穿刺更快、更安全。相较于其他传统 CT 等影像引导方式，C 臂 CT 更具优势。

四、MRI 引导经皮肺穿刺活检术

MRI 引导介入近年来取得了较大的发展。MRI 成像具有空间分辨率高、多平面成像、软组织对比度好、血管流空效应、无电离辐射以及近实时引导等优点，被广泛应用于肝、脑及肾等全身多脏器疾病的诊断，但 MRI 易受心脏搏动、成像速度、穿刺针材质等因素影响，故其在肺部结节诊断应用中会受到一定限制。

五、实时影像融合技术经皮肺穿刺活检术

近年来，经皮肺穿刺活检术除了运用 MRI 等新的影像学引导方式外，也有学者尝试着把这些影像学引导方式联合起来，结合不同影像学引导方式的优点，使经皮肺穿刺活检术诊断肺周围病变的准确率更高、更安全、耗时更少。超声与 CT 联合的实时影像融合技术把超声实时、定位准确与 CT 不受气

体影响等优点相结合，能够对超声不能显示的肺周围病变部位进行精确引导，从而行经皮肺穿刺活检术。

六、电磁导航支气管镜联合径向超声支气管镜引导下经皮肺穿刺活检术

电磁导航支气管镜（ENB）是近年来新兴的导航项目，可作为传统支气管镜、超声支气管镜、支气管内活检技术的补充，提高肺外周和纵隔病变的诊断准确性，有广阔的应用前景。ENB 采用患者胸部 CT 扫描数据行三维重建，并利用传感器定位技术引导电磁导管及延长管到达目标肺结节病灶进行活检、刷检等。但由于患者行胸部 CT 检查时的呼吸状态、通气等各项指标很难与实际全麻手术中麻醉机的机械通气完全一致，因此在肺结节空间定位的导航过程中难免存在误差，此时可在 ENB 的基础上联合径向超声支气管镜对病灶进行实时探测、定位，在确保到达目标肺结节后再进行相关操作，以提高手术的可靠性和诊断阳性率。利用 ENB 技术可经支气管建立直达目标肺结节的通路，除诊断性的活检、刷检、肺泡灌洗等操作外，还可对肺结节进行进一步治疗处理，如经 ENB 引导放置定位装置或局部注入荧光剂辅助外科定位切除手术、经 ENB 引导气道内近距离放疗、经 ENB 引导经支气管微波消融治疗周围型肺癌等。ENB 作为一项工具和载体，将承载更多治疗周围型肺癌的新技术，共同为肺癌的诊治发挥重要作用。综上所述，ENB 联合径向超声支气管镜引导下经皮肺穿刺活检术是诊断肺外周肺结节的一种安全、有效的方法，对不超过 1 cm 的肺小结节具有较高诊断率。但受限于 ENB 设备的购置成本及电磁导管等高值耗材的价格，目前 ENB 技术仍未得到广泛应用，未来如何进一步提高 ENB 活检阳性率及如何更好地开展 ENB 技术引导下的周围型肺癌治疗，有待进一步研究完善。

（汤渝玲）

第二节　经皮肺穿刺活检术的适应证与禁忌证

一、适应证

（一）需明确病变性质的孤立结节或肿块、多发结节、肺实变等

肺结节：直径不超过 3 cm 的局灶性、类圆形、密度增高的实性或亚实性肺部阴影，可为孤立性或多发性，不伴肺不张、肺门淋巴结肿大和胸腔积液。

孤立性肺结节：多无明显症状，呈边界清楚、密度增高、直径不超过 3 cm，且周围被含气肺组织包绕的软组织影。

多发性肺结节：常为单一肺结节，伴有一个或多个小结节，一般认为超过 10 个的弥漫性肺结节多为恶性肿瘤转移或良性病变（感染/非感染导致的炎症性疾病）所致。

肺肿块：局部病灶直径超过 3 cm，肺癌可能性相对较大。

（二）支气管镜、痰细胞学检查、痰培养无法明确诊断的局灶性肺实变

此类局灶性肺实变的病因包括感染性病变（真菌感染）、机化性肺炎、肿瘤性病变等。对于经临床规范治疗后不能或延迟吸收的病变，可采用经皮肺穿刺活检术明确病因。对于感染性病变，建议结合组织微生物培养进一步提高诊断准确率。对于不能排除特殊病原体感染的病灶，还可取组织做宏基因组测序以帮助确诊。

（三）怀疑恶性的磨玻璃病变

（1）实性肺结节：肺内圆形或类圆形密度增高影，密度足以掩盖其中走行的血管和支气管影。

（2）亚实性肺结节：亚实性肺结节又称磨玻璃结节，包括纯磨玻璃结节和混杂性结节。所有含磨玻璃密度的肺结节均称为亚实性肺结节，其中磨玻璃病变是指 CT 显示边界清楚或不清楚且不足以掩盖其中走行的血管和支气

管影的肺内密度增高影。有研究指出，磨玻璃结节恶性概率较实性结节高，多个研究发现，经皮肺穿刺活检术对磨玻璃结节，特别是纯磨玻璃结节诊断率低（因结节病灶淡薄，细胞含量少，故有效组织取材量可能不足），同时还存在较高的出血风险（与磨玻璃结节中有较多血管及支气管穿行有关）。此外，结节越小，穿刺阳性率越低，这与取材不足导致假阴性及较高出血风险局限有关。

（四）已知恶性病变但需明确组织学类型或分子病理学类型（再程活检）

结合临床及影像资料高度考虑为恶性病变的，经皮肺穿刺活检术确诊率为90.7%～98.95%，但仍有部分恶性肿瘤，如淋巴瘤等，因需要组织量大导致诊断率降低；部分肿瘤因生长过程中常伴的慢性炎症，也可导致穿刺结果阴性；另外，若穿刺中因出现气胸、出血等并发症导致肺穿刺标本不满意，则需再行肺穿刺活检。如穿刺标本量不够，无法进行分子病理学检测，也需再程活检。

（五）疾病进展或复发

局部组织学或分子病理学类型再评估（再程活检）。

（六）其他

如支气管镜活检失败或阴性的肺门肿块、未确诊纵隔肿块、疑似恶性纵隔淋巴结等。

二、禁忌证

（一）绝对禁忌证

不可纠正的凝血功能障碍。

注意：服用抗凝药物（如阿司匹林、氯吡格雷等）可能增加出血风险，属于相对禁忌证，因阿司匹林口服对血小板的抑制会持续4～7天，而血小板寿命为7～10天，故建议穿刺前停用1周。但也有多个支气管镜操作指南认为，小剂量阿司匹林在支气管镜操作中无须停用。其他药物术前停药时间：氯吡格雷≥5 天、华法林≥5 天至凝血指标恢复、利伐沙班及低分子肝素≥24 小时。

（二）相对禁忌证

（1）严重肺动脉高压。高血压、肺动脉高压等基础疾病可明显增加出血风险。虽然重度肺动脉高压是一个相对的禁忌证，但对于中度肺动脉高压（<50 mmHg）的患者来说，可以安全地尝试外周血管病变的经皮肺穿刺活检术。

（2）解剖学或功能上的孤立肺，如肺隔离症等。

（3）穿刺路径上有明显的感染性病变。由于炎症病变的炎性渗出、血管扩张和血供丰富，穿刺后可发生血管损伤、出血增加，也可引起感染播散，曾报道有因经皮肺穿刺活检术引起肺结核播散致重症的病例。

（4）肺大疱、慢性阻塞性肺疾病、肺气肿、肺纤维化。肺大疱，或待活检病变路径上的严重肺气肿、严重慢性阻塞性肺疾病［第一秒用力呼气量（FEV$_1$）低于 1 L 或预测值低于 35%］，以及顽固性咳嗽等患者穿刺时易出现气胸，甚至还可能引发难治性气胸或空气栓塞等，严重影响呼吸功能，故穿刺需慎重。间质性肺疾病尤其是肺纤维化患者，因需要组织量较多，多次取材可增加气胸风险，且气胸发生又会影响进一步取材，故而导致病理诊断分型困难。肺功能差者，若术中不能很好地配合深吸气和屏气动作，一旦出现气胸、出血等并发症，将明显加重病情，甚至导致生命危险。

（5）机械通气（呼吸机）患者，或儿童全身麻醉，此时行经皮肺穿刺活检术需有麻醉医师配合。有相关文献指出，接受连续气道正压通气（CPAP）或双相气道正压通气（BIPAP）的患者应在经皮肺穿刺活检术后接受暂时停止呼吸压力支持至少 24 小时，以降低迟发气胸的风险。

（6）影像学上考虑为肺包虫病，且有可能增加过敏风险的，为相对禁忌证。肺包虫囊肿穿刺可发生气胸，因囊腔破裂与支气管相通，支气管胸膜瘘破入胸腔可造成肺内、胸腔内广泛种植转移，或者过敏性休克等，所以考虑是肺包虫病患者时，应谨慎或避免经皮肺穿刺活检术，但也有文献曾采用经皮肺穿刺引流治疗肺包虫病。

（刘念）

第三节　手术室及人员配置

一、手术室设计的总体要求

（一）手术室布局

手术室应该邻近麻醉室和其他手术室，一旦操作中发生紧急情况（如大出血、栓塞等），易于迅速获得麻醉科、胸外科及介入科医师的帮助和紧急处理，实现患者的快速转运。

（二）空间布局合理

首先，为确保患者就诊环节的通畅，应提供舒适的候诊空间与能舒缓患者紧张情绪的背景音乐，同时患者的移入、移出必须便捷无障碍。其次，必要时应根据患者日均手术量及具体病情，分别设置不同类型的候诊室与复苏室。医师在候诊室完成操作介绍、安排患者签知情同意书以及病史询问、体格检查和药物使用工作后，由护士对患者进行心理护理，完成静脉通道的建立。最后，科室必须配备数量足够的护理人员，以便于手术前后的护理。

（三）操作器械摆放有序

现代 CT 引导下经皮肺穿刺活检术是建立在各种现代化医疗仪器设备基础上的。例如 CT 机，应为其预留足够的空间，在便于患者转入及转出的同时，还要有较大的足够操作者及其他医护人员开展治疗的空间。另外，术中操作相关监护设备（心电、血压、血氧饱和度等）、各种操作常用设备、耗材及抢救设备（如胸腔穿刺包、喉镜、各种型号的气管插管、心肺复苏装置与呼吸机及中心供氧装置等）均应摆放到位并处于随时备用状态，并注意诊疗室空间的合理利用。

二、器械设备及药品

开展经皮肺穿刺活检术的手术室需具有常规消毒设施、供氧系统、CT 机、瞄准器（显示屏）、穿刺针等，并配备心电监护、急救车等设备，便于术前建立静脉通路，及提供心电监护。此外，急救设施和胸部引流设备应能立即获得。经皮肺穿刺活检术需要患者维持适度的意识水平以便配合手术和监测，因此常选择局部麻醉。术中多采取 1%～2%利多卡因溶液逐层浸润麻醉，根据患者反应、麻醉效果及进针深度，适时调整麻醉剂量。基础镇静可减少呼吸运动和焦虑，增加患者舒适度，减少患者屏气呼吸控制。尽管静脉镇静和基础麻醉不作为常规推荐，但对焦虑、配合度不佳、患有骨关节炎、退行性关节病变的患者，或当病灶靠近骨膜、胸壁及预计穿刺过程较长时，可考虑给予镇静或基础麻醉。术前镇静或基础麻醉应在 CT 定位时，以小剂量递增、静脉给予，避免因镇静过度，导致患者无法保持足够意识来配合手术，完成相关指令，最终影响手术实施。建议标本离体后及时固定并送检。

三、人员配备

经过标准化培训的经皮肺穿刺活检术师资队伍是开展临床诊治及教学的重要条件。经皮肺穿刺活检术应由经验丰富的术者操作或在其指导下完成，涉及人员如下。

医师：接受过系统操作训练，有风险意识，掌握并发症处理技术，具备临床抢救能力。

护士：经验丰富，能够做好术前、术中、术后配合工作。

技师：技术操作熟练，能够配合医护人员做好配合工作，如 CT 扫描、定位等。

病理科医师：细胞病理学家在场时可提高诊断准确率。

麻醉医师：当患者配合手术困难时，可考虑请麻醉医师进行麻醉干预，以确保手术顺利完成。

四、手术室无菌管理及控制

（一）手术室无菌管理及医院感染预防

随着医疗技术的不断发展，经皮肺穿刺活检术越来越多地被应用于呼吸系统疾病的诊治。穿刺针作为一种侵入人体的仪器，由于其结构的复杂和材料的特殊性，不易达到完全灭菌的要求，因此患者医院感染的概率会有所增加。医院消毒技术的实施与消毒剂的正确使用能减少医院感染的发生。我国是病毒性肝炎的高发区，且艾滋病感染者也在迅速增长，但某些单位并未将上述疾病列为必查项目，部分患者甚至会隐瞒一些自己的病史和病情，这些都会提升血液传播的概率以及因相关器械消毒不到位而带来的感染风险，因此，为保障医疗安全，加强手术室内无菌观念、无菌操作和感染管理至关重要。

无菌术的内容中除各种灭菌消毒的方法，相关操作规则及管理制度也非常重要。医务人员在医疗护理操作过程中需遵循一套操作规程，以保持无菌物品、无菌区域不被污染，防止病原微生物侵入人体。

（二）手术室工作人员的感染防护

所有患者均应被视为具有潜在感染性的患者，必须遵循标准防护原则。该原则强调双向防护，即既要预防疾病从患者传至医务人员，也要防止疾病从医务人员传至患者。此外，医务人员应根据危险程度采取分级防护，且防护措施应适宜、得当。

防护用品：防护服的结构可为连体式和分体式，穿脱方便，结合部严密，袖口、脚踝口应当为弹性收口，具有良好的防水性、抗静电性和过滤效果，且无皮肤刺激性。防护口罩分长方形与密合型，具有良好的表面抗湿性，对皮肤无刺激性，且防护标准应符合 N95 或 FFP2 标准。防护手套为一次性医用乳胶手套。鞋套为防水、防污染鞋套。

（赵飞）

第三章 经皮肺穿刺活检术操作流程

第一节 术前评估

术前应详细询问患者病史、用药史、过敏史等，并进行体格检查，注意评估患者心肺功能、配合能力（如屏气呼吸、制动能力）。让患者签署知情同意书，训练患者熟练掌握呼吸、屏气等运动能力。完善相关术前检查，排除禁忌证。

一、影像学检查

术前需行胸部CT平扫及增强扫描检查，以明确病灶部位、形态、大小以及与周围脏器、血管和神经的关系，确定患者穿刺体位及进针部位，尽量避开骨性胸廓、气肿区、肺大疱、叶间裂、大血管或病灶坏死区。疑似包虫囊肿或血管畸形者不宜进行活检。对于增强CT检查存在困难的（如造影剂过敏）患者，可考虑采用增强MRI检查、PET检查。

二、实验室检查

推荐所有患者术前进行血常规、凝血功能检查、感染筛查（乙型病毒性肝炎、丙型病毒性肝炎、梅毒、艾滋病等）、心电图、血生化、输血前检查、血型检查等，对于特殊人群建议做血栓弹力图。对合并基础肺疾病（慢性阻塞性肺疾病、肺气肿等）患者，推荐肺功能检查，以评估氧合能力和肺功能储备能力。

三、伴随疾病和药物管理

（一）紧张焦虑

胸部穿刺活检是一种侵入性检查方式，多数患者对活检手术缺乏了解，难免会产生焦虑及恐惧心理，因此在经皮肺穿刺活检术前，医务人员应对患者进行耐心细致的讲解，这有助于缓解其紧张焦虑的情绪，提高检查配合度和舒适度，降低穿刺风险和出现并发症的概率。在术前讲解中，医务人员应特别注意向患者及家属讲解此项操作的目的、流程、注意事项等，使患者对这一创伤性检查过程中可能出现的不适有所准备，从而减少检查过程中因患者主观不适引起的检查配合程度降低的风险，提高穿刺成功率，减少穿刺次数，降低并发症出现的概率。除此之外，在病床上锻炼屏气呼吸动作，可提高患者对术者发出指令的配合度，结合患者肺部病灶部位，提前确定好穿刺时所需体位，并在病床上多加练习，可有效提高患者检查配合度。对于情绪特别紧张焦虑的患者，可于术前 30 分钟适当使用地西泮等镇静药物及止痛药物。对于频繁咳嗽或剧烈咳嗽的患者，也可考虑口服可待因等中枢镇咳药物。但术前讲解工作的作用是药物治疗不可替代的，应在临床中规范开展。

（二）凝血功能

通常来说，由于穿刺过程中出血而导致死亡的患者并不常见，肺局部出血的比例为 5.0%～16.9%，术后咯血率为 12.5%～25.0%，但 95%以上都可以通过内科治疗得到有效控制，只有极少部分需要进行外科手术止血。部分特定患者的出血风险会明显增高，如尿毒症、肺动脉高压、凝血功能障碍及血小板减少患者。在进行经皮肺穿刺活检术前，文献中没有关于常规凝血研究的具体指导。许多研究发现，在详细的临床检查基础上，对凝血药进行术前筛查并无必要，但这一研究结果仅适用于凭借直接视觉就可完成的手术和活检，而经皮肺穿刺活检术并非如此。在缺乏具体证据的情况下，应进行常规的凝血功能检查，以尽量减少手术风险。英国胸科学会关于支气管镜检查的指导方针指出，在进行经皮肺穿刺活检术之前，应检查血小板计数、凝血酶原时间（PT）和活化部分凝血活酶时间（APTT）。在活组织检查之前，没有"安全"的凝血功能的确切定义。在纤维支气管镜检查中，血小板计数低于 $5×10^9$/L 已被证明与出血风险显著相关。文献认为，PT 或 APTT 比例超过 1.4 倍，血小板计数低于 $10×10^9$/L，应作为进行有创操作的相对禁忌证。

如果患者服用口服抗凝血剂，在进行穿刺前应停止口服抗凝血治疗，并根据患者接受抗凝治疗的血栓风险测量国际标准化比值（INR）。值得注意的是，在停用华法林以后，INR 通常需要 4 天时间才能达到 1.5，因此在进行经皮肺穿刺活检术前，患者应至少提前 4 天停止口服抗凝药。虽然目前还没有足够的证据证明在穿刺前应停止服用抗血小板药物，但这一观点已得到较多专家学者的支持。

目前中国专家的共识为，术前建议停用抗凝和抗血小板药物并复查血常规、凝血功能，具体如下。

1.术前 1 周将华法林改为低分子肝素，术前至少 12 小时停用低分子肝素。一般建议如下：依诺肝素 1 mg/kg，每 12 小时 1 次；达肝素 200 U/kg，每天 1 次；那曲肝素 0.1 mL/10kg，每 12 小时 1 次。普通肝素术前 4～6 小时停用。

2.尽管术前服用阿司匹林和氯吡格雷与大出血风险是否存在因果关系尚未明确，但对 CT 引导下行穿刺操作应慎重考虑，建议术前停药 5～7 天。

3.复查血小板计数大于 $50×10^9$/L、INR 小于 1.5 可行活检操作。此外，停药时间应结合患者自身状况，对于肾功能较差者可考虑适当延长术前停药时间。值得注意的是，对于近期放置支架如冠状动脉支架者，术前应慎重停用抗血小板或者抗凝药物，权衡利弊与风险，注意防止相关血栓的发生。

对使用抗血管生成类药物的患者进行活检时，建议按照药物体内清除半衰期酌情停药。参考药品说明书和药物代谢动力学，建议贝伐珠单抗术前停用 6 周，安罗替尼术前停用 1 周，重组人血管内皮抑制素术前停用 24 小时。具体药物管理应结合患者用药时间、基础状态和肝肾功能等综合评判。

（三）肺功能

CT 引导下经皮肺穿刺活检术最常见的并发症为气胸，特别是对于因吸烟引起肺气肿的患者，气胸发生的概率更高，因此有必要进行穿刺前肺功能评估。多项研究已经证实 FEV_1 与气胸的发生概率相关。FEV_1 小于 35% 的患者不应进行肺穿刺活检。由于肺部疾病住院偶然发现肺部结节的患者，在判断能否进行经皮肺穿刺活检术时，应该由呼吸内科医师评估其肺部病情是否已经稳定，呼吸衰竭患者不应进行活检。

对于气胸和咯血风险患者，可备用氧枕、止血药物、胸腔闭式引流包、轮椅或平板床，手臂上留置静脉通道。

（尹辉明）

第二节　活检计划制订

一、穿刺路径规划的基本要素

影响肺部病变穿刺活检成败的要素有很多，其中穿刺路径的选择是决定穿刺成功与否的重要环节，进针路径规划不合理不仅会影响活检的效果，同时还会直接增加穿刺风险，对患者造成不必要的损伤。根据以往文献，并结合研究者开展该项工作的一些经验，现将穿刺路径规划的基本要素归纳为以下三个方面，为穿刺活检术前规划进针路径提出部分参考指标和内容。

（一）术前影像学评估

对于即将行 CT 引导下经皮肺穿刺活检术的患者，术前常规需对活检区域行 CT 扫描，且层厚不超过 5 mm，以充分了解肿块/结节的位置、大小、与周围血管等器官间关系，在纵隔窗、肺窗下反复观察，选择穿刺路径的最佳层面。一般以从胸壁到病灶最短距离的定位点为进针穿刺点，尽量避开肺气肿区、肺大疱、叶间裂、大血管以及增强 CT 影像上异常强化的血管影，选择最合理的肋间隙进针。

（二）机体要素

丰富的肿瘤供血是导致穿刺中肺内出血的一个常见因素，而穿刺过程中的胸壁血管损伤，主要包括肋间动静脉及锁骨下动脉损伤，它们是导致浅表出血，甚至是胸膜腔内出血的重要原因。肋间血管走行是具有一定规律的，第 1、2 肋间隙的动脉来自锁骨下动脉的分支肋颈干，第 3～11 肋间隙的动脉来自肋间后动脉，肋间后动脉起自胸主脉，并有同名静脉和肋间神经伴行。肋间后动脉在肋角附近向下分出较小一支，沿肋上缘向前走行，循肋沟继续前行。因此，从背部进针活检时要求穿针一般从肋骨上缘进针，避免损伤肋间后动脉主干及其较大的分支，尤其要注意胸廓内动静脉血管（内乳血管）。胸廓内动脉自锁骨下动脉第一段椎动脉起始处发出，向下入胸腔，走行于第 1～7 肋软骨后方（距胸骨外侧缘 1.5 cm 处）；胸廓内静脉与胸廓内动脉伴行，注入头臂静脉。约 20% 的患者在内乳区会出现三条内乳血管（一条动脉，两条静脉）。从前胸壁胸骨旁进针时，应注意对胸廓内动静脉的识别与保护，切勿损伤该血管，以免出现血胸，危及患者生命。上肺叶，特别是肺尖区肿块，若从前胸壁进针往往无法完全避开锁骨下动静脉血管的走行区域，所以常需要强行从背侧进针。虽然在普通 CT 图像中不难将这三组血管分辨出来，但它们仍然值得关注。在穿刺过程中，操作人员需反复查看患者 CT 资料以尽量避开上述胸壁内血管。

由于呼吸运动的存在，肺下叶肿物/结节活动度较肺上叶病灶更为明显。过往对于下肺叶病灶的穿刺，多采用屏息的方式。但是屏息对于横膈位置的再现性无明显影响，且对患者要求较高，往往难以达到。因此，在实际临床操作中，可根据针尖与穿刺靶结节的位置关系，通过呼吸节律和穿刺针的调整来进一步规划下一步穿刺进针的方向。

由于左肺舌叶靠近左心室及肺动脉干，受心脏运动影响，操作人员在进行舌叶病灶穿刺时，穿刺路线需避开心肌及冠状动脉以减少损伤的概率。

在肺内及胸腔大血管进针时应尽量避开肺内血管，并与大血管呈一定角度，缓慢进针，尽量避免伤及大血管等意外情况的发生。

根据以往的研究经验显示，该区为穿刺导致气胸的高危因素。因此对于年龄大、肺功能不佳、合并肺气肿/肺大疱的患者，在穿刺路径规划过程中需尽量避开肺气肿/肺大疱高危区域。在穿刺路径规划过程中，可选择从肺不张/肺实变区域穿过，减少对正常通气肺组织及血管的损伤，降低气胸及出血/咯血的发生风险。如果穿刺针路径必须经过叶间裂，也需反复向患者及家属告知气胸风险，评估患者综合因素，权衡利弊，尽量减少穿刺后气胸对患者的危害，同时做好应对措施。

若存在胸腔积液、胸膜粘连等情况，可从胸腔积液、胸膜粘连处进针，尽量减少对正常肺组织的损伤，降低气胸的发生概率。

（三）肿瘤相关因素

1.肿瘤位置

在周围型肺部病变穿刺进针的过程中，需尽量从胸膜离病变部位较远处进针，使穿刺针有一定正常肺组织包裹。在中央型病变穿刺进针的过程中，需结合上述机体因素反复考虑进针角度，缓慢进针，尽量避开大血管、叶间裂、肺大疱、变异血管、空洞等相关可能导致严重不良反应的不利因素。对于特殊部位病变（如纵隔旁病变）穿刺路径的规划，可采取俯卧位，从椎旁间隙进针，尽量避开肺组织损伤。

2.肿瘤大小

对于较大的肿块，因肿瘤中心部常会出血坏死，特别是增殖较快的肿瘤病例，在术前需仔细阅读增强 CT 影像，区分肿瘤活性区域与坏死区域，避免在坏死区取材，以提高活检的阳性率，避免假阴性结果。若有条件可行 PET，穿刺路径规划中尽量避开中心坏死区域，于病变组织周围区域行活检，以提高穿刺组织病理阳性检出率。

3.冲击伤的影响

术中穿刺对患者的冲击伤主要位于穿刺针的远端及侧面，因此该区域为冲击损伤高危区。穿刺路径规划中需避免高危区存在大血管及肺大疱等不利因素，避免大血管损伤及气胸等意外的发生。

4.患者舒适的体位及配合能力

术前与患者充分沟通并取得理解后，结合相关影像，对患者进行合适的摆位。患者舒适、稳定、配合的体位为穿刺的初始条件。

总之，穿刺途径受多种因素的影响，需从人体、肿瘤等综合因素出发进行整体评价规划，以提高穿刺成功率，降低穿刺风险。同时，应在穿刺过程中不断优化、提高穿刺活检的水平，进一步降低并发症的发生风险。

二、穿刺体位的选择

穿刺体位的选择应服务于穿刺路径的规划，在权衡穿刺路径和降低并发症发生风险之间，选择合适的体位、肢体位，同时保证患者有一定舒适度，使之能顺利配合穿刺活检。常用的体位包括仰卧位、俯卧位、侧卧位等。常用的肢体位包括双手置体侧及双手交叉抱肘置额头。根据不同要求，体位和肢体位常常需要进行不同的搭配，使穿刺活检得以安全、高效地完成。

仰卧位为最常采用的体位之一，主要适用于距前胸壁较近的病变。采用仰卧位进行穿刺活检，最大的优势在于患者的舒适度较高，体位重复性较好，可配合完成耗时较长的穿刺活检工作。肢体位可采用双手置体侧或双手交抱肘置额头，根据术前规划，灵活选取进针路径。

俯卧位也是比较常用的体位之一，主要适用于距后胸壁较近或为了满足某些特定穿刺路径的病变。采用俯卧位进行穿刺活检，患者的舒适度较仰卧位稍差，但体位重复性尚可，术者应充分评估患者的耐受性，特别是对于高龄或体能状况较差的患者，应尽量缩短穿刺活检的时间，保证患者能够顺利地接受穿刺活检手术。

左/右侧卧位主要适用于距左/右侧胸壁较近或为了满足某些特定穿刺路径的病变。侧卧位的患者舒适度较仰卧位及俯卧位差，体位稳定性亦不足，在穿刺活检过程中易出现体位变化，造成穿刺误差。但为了尽量缩短穿刺进针距离或规避一些重要结构或器官，侧卧位仍是穿刺活检术中不可或缺的一种体位选择。

三、穿刺点的体表定位

确定体表定位穿刺点前首先应评估患者 CT 影像,大概把握进针规划路径及可能区域后,用胶布将"定位栅栏"固定于患者体表处,调整 CT 扫描区域进行定位。扫描结束后,选择合适的进针点及路线,记录 CT 截断层面具体数值,移动 CT 定位光标于此层面,画一条横线,矢状位为定位栅栏上具体"第几根",画一条竖线,竖线和横线交叉点即为体表定位穿刺点。

(吴旭)

第三节　经皮肺穿刺活检术的术中操作

一、穿刺及获取样本流程

(1)根据胸部 CT 明确病灶的位置及与邻近结构的关系,确定患者体位,一般采用仰卧位和俯卧位,特殊情况采用侧卧位。

(2)使用心电监护仪监测患者生命体征、吸氧情况,嘱患者保持固定体位。

(3)将体表定位器置于初步确定的穿刺部位,行胸部 CT 扫描,规划 CT 穿刺层面,选取无肋骨或肩胛骨阻挡的,离病灶距离最近,能避开大血管、明显支气管、肺大疱、叶间裂及病灶坏死区的位置为穿刺点,测量好由此穿刺的角度、深度和体表距胸膜的距离等并拍照。

(4)调节 CT 机至规划穿刺层面,确定穿刺点并标记。

(5)移开体表定位器,术者及助手穿手术衣,戴口罩、手术帽及外科手套等,根据病灶大小选取活检针类型和型号,嘱患者放松并告知术中注意事项。

(6)常规消毒、铺孔巾,2% 利多卡因局部浸润麻醉。根据 CT 规划图,再次确定穿刺角度及深度,选取合适的同轴穿刺针,固定穿刺针穿刺长度,助手按设定穿刺方向固定同轴穿刺针,术者按设定深度迅速穿刺,然后再行 CT 扫描明确穿刺针位置，如位置不对，则根据扫描所见，判断拟改变的角度和深度并加以调整，直至针尖位于病灶边缘内侧；如偏差较大，需重新设计穿刺。

（7）当同轴穿刺针的针尖位于病灶边缘内侧时，拔出针芯，即可行活检。活检方法则根据活检针的不同而异。

①抽吸针：采用细针抽吸法。取出针芯接上 50 mL 针筒并提插抽吸，提插幅度为 0.5～1.0 cm。注意拔针前应去除负压，但不能加正压，以免抽吸物吸入针筒内或将抽吸物推出针尖。获取的标本应立即涂片，用无水乙醇固定送细胞学检查，组织块则放入 10%福尔马林溶液中固定送组织学检查。必要时，可就近另选穿刺点再次穿刺抽吸活检。

②切割针：采用活检枪活检法。活检前设定切割长度、加载动力，当活检针芯抵达病灶边缘内侧时，将针芯固定到活检枪上，打开保险，启动扳机，活检后迅速拔针。取得条形标本立即放入 10%福尔马林溶液中固定送组织学检查，穿刺活检次数根据病灶大小及穿刺组织条情况决定。

（8）穿刺完毕，拔出穿刺针，使用纱布压迫穿刺点，直至无出血。

（9）注意观察患者有无胸闷、气急、咳嗽、咯血、呼吸困难、神志改变等表现，常规胸部 CT 扫描，观察有无气胸、肺出血等并发症。

（10）消毒并贴辅料。

（11）患者安顿后轮椅送回病房观察。

（12）标本送病理。

二、术中监测与评估

经皮肺穿刺活检术为一项有创操作，术中可能会出现一系列的并发症，所以应严密监测穿刺情况。

（1）当术中患者出现焦虑及恐惧时，术者应停止操作，积极主动地与患者交谈，安抚患者，消除患者紧张情绪，解释术中的不适反应，给予患者安慰和鼓励，必要时给予镇静止痛药。

（2）术中患者出现剧烈咳嗽时，术者应停止操作，可给予止咳药物如肺力咳等，必要时予以镇咳药物如可待因，若仍咳嗽剧烈，则择日操作。

（3）术中患者出现连续咳嗽、头晕、胸闷、面色苍白、出汗，甚至昏厥等一系列胸膜反应时，应立即停止操作，密切观察患者生命体征如脉搏、血压、神志的变化，给予吸氧。症状轻者，经休息或心理疏导后即可自行缓解。对于出汗较多和血压偏低甚至休克者，应该给予肾上腺素 0.5 mg 皮下注射，或者给予糖皮质激素如地塞米松 10 mg 静推或肌内注射，并进行输液治疗，如平衡液、5%或 10%葡萄糖液体。

（4）术中患者出现血压升高，如血压剧升，超过基础血压的 25%～30%，予以尼群地平 10 mg 舌下含服，同时辅以心理安慰，缓解患者焦虑、紧张的情绪。如血压能恢复到基础血压，可考虑继续进行穿刺；如无法恢复到基础血压，或仍持续升高，应立即暂停操作，必要时予以硝普钠、硝酸甘油静脉输注降压。若术中血压迅速达到 180/110 mmHg，应立即停止操作。

（5）术中患者出现心律失常，尤其是恶性心律失常，应立即停止操作，并尽快完善床旁心电图或根据心电监护初步判断心律失常的类型，立即监测血压，观察是否有低血压、头晕、先兆晕厥等症状。若患者表现出严重的缓慢型心律失常并且不伴血流动力学障碍，可在停止操作后观察心率变化。如心率不能恢复，若为病态窦房结综合征先用阿托品、山莨菪碱或异丙肾上腺素治疗，若为房室传导阻滞则先用异丙肾上腺素治疗。药物治疗无效或症状严重者，立即应用人工心脏起搏器治疗。如血流动力学不稳定，立即安装临时起搏器。若患者为快速型恶性心律失常，血流动力学稳定，可予以胺碘酮 150 mg 静推，继之以 1 mg/kg，6 小时后 0.5 mg/kg 维持；如血流动力学不稳定，则迅速予以电除颤/电复律。

（6）术中患者出现胸闷、胸痛时，应立即停止操作，监测血压、血氧饱和度，完善床旁心电图，明确胸闷和胸痛原因，注意重点排查急性冠脉综合征、心肌梗死、肺梗死等。

（7）术中患者出现咯血，如为小量咯血，注意心率、血氧饱和度等情况，如心率、血氧情况稳定，可继续完成操作，但注意避免同一部位反复穿刺。如为中量或大量咯血，应立即停止操作，并嘱患者保持穿刺边卧位，避免窒息，密切监测血压、心率，同时予以 5～10 U 垂体后叶素加入 25%葡萄糖溶液 20～40 mL 中，缓慢静脉注射，继之以 10～20 U 的垂体后叶素加入 5%葡萄糖溶液 250～500 mL 中，缓慢静脉滴注，并严密观察患者有无头痛、面色苍白、出虚汗、心悸、胸闷、腹痛、有便意、血压升高等不良反应，如出现上述不良反应，应及时减缓输液速度，并给予相应处理。对于同时患有冠心病、动脉粥样硬化、高血压者应慎用或禁用垂体后叶素，如为非妊娠者可改为不含有加压素的催产素 10～20 U 加入 5%葡萄糖溶液 250～500 mL 中静脉滴注，同时予以 0.9%氯化钠 20 mL+巴曲亭 2 U 静推，5%葡萄糖注射液 250 mL+氨基己酸 1.0 g+氨甲环酸 1.0 g 静滴止血，如止血效果仍欠佳，必要时予以支气管镜探查，镜下止血或行介入支气管动脉栓塞术或外科手术干预。如咯血导致收缩压低于 90 mmHg 以下或血红蛋白（HGB）明显降低，应考虑立即输血。

（8）术中患者出现气胸时，应复查胸部 CT，评估肺压缩情况。如穿刺侧肺压缩低于 25%，且患者无呼吸困难及血氧变化，予以吸氧观察即可，如患者有呼吸困难或气促不适，可予以胸腔穿刺抽气；如穿刺侧肺压缩不低于 25%，应立即予以行患侧胸腔引流术。

（9）术中患者出现胸痛时，应暂时停止操作，观察患者生命体征。如患者出现神志模糊或意识丧失、面色苍白、大汗及四肢厥冷、低血压（血压＜90/60 mmHg）、呼吸急促或困难、低氧血症（脉搏血氧饱和度＜90%）等高危胸痛症状时，需立即进行抢救，同时立即完善血常规、D-二聚体、心肌酶、血清肌钙蛋白、脑钠肽、血气分析及床旁心电图，积极明确胸痛原因；如无上述症状及体征，且生命体征稳定，建议完善心电图、复查胸部影像，同时予患者心理安慰，好转后继续完成操作。

（江刚）

第四章　经皮肺穿刺活检术并发症的类型与处理

第一节　气胸的相关因素分析及防治

一、穿刺发生气胸的相关因素

经皮肺穿刺活检术是一种发展相对成熟的肺病变诊断方法，具有较高的准确性及安全性。气胸是经皮肺穿刺活检术最常见的并发症，目前认为穿刺针在穿刺过程中损伤肺组织和胸膜是导致气胸发生的主要原因，损伤程度与气胸发生率成正比。

由于经皮肺穿刺活检并发症的统计方法和掌握标准不同，各家报道的气胸相关因素也存在差异。现对气胸发生的主要相关因素介绍如下。

（一）慢性肺部疾病与经皮肺穿刺活检术发生气胸相关

考虑慢性阻塞性肺疾病、硅肺、肺结核以及间质性肺疾病等慢性肺疾病，其肺泡弹性变差，可出现肺泡扩张、空洞乃至肺大疱，而周围正常肺组织可出现代偿性肺气肿，穿刺过程中易发生肺泡破裂，从而增加气胸发生的风险。同时此类患者肺功能差，穿刺过程中呼吸不能配合，重复穿刺的可能性大，气胸的发生率高。随着年龄的增长，肺及胸膜的弹性变差，穿刺过程易导致肺泡破裂，增加气胸的发生率，故高龄也是气胸发生的危险因素。

（二）小病灶发生气胸的风险高

气胸的发生是因为穿刺针直接对肺及胸膜造成损伤，且反复穿刺损伤更明显。一项单因素分析表明病灶直径小于 2 cm、病灶距胸壁距离不低于 2 cm 是并发气胸的相关危险因素。病灶小于 2 cm 时，其肺穿刺的难度加大，而长时间的穿刺对肺损伤较重。有研究表明，穿刺次数大于 3 次，气胸发生比例显著增加。综上所述，当病灶较小时，一次穿刺活检成功率低，需反复调整进针角度，导致肺及胸膜损伤加剧，进而增加气胸发生率。

（三）穿刺位置位于肺下叶发生气胸的风险相对肺上叶高

穿刺的理想状态是穿刺结节稳定静止，这样能降低并发症的发生率。肺下叶在呼吸运动时移动幅度较上叶大，穿刺引起肺损伤的可能性更大，发生气胸的风险也更大。因此，患者术中说话及咳嗽很可能会导致穿刺过程中结节位置的偏移，这是气胸发生的危险因素。

（四）进针的深度与气胸发生率呈正相关

进针深度越深，损伤的肺组织越多，气胸的发生率就越高。

总而言之，患者年龄越大，病灶越小，病变位置越靠中心，肺气肿越严重；穿刺针的外径越粗，进针的次数越多，患者越不配合，越容易发生气胸。

二、气胸的处理原则

经皮肺穿刺活检术所引发的气胸大多数是少量气胸，临床上无须特殊处理，可自行吸收，但大量气胸和张力性气胸是患者死亡的主要原因之一。气胸的治疗需根据气胸的不同程度采取适当措施，解除胸腔积气对呼吸、循环的影响，尽早恢复肺的功能。

（一）一般治疗

患者应卧床休息和吸氧，减少下床活动，有利于气体排出及肺复张，严密观察并卧床休息 1～2 周可自行吸收。

（二）排气治疗

对于呼吸困难明显、肺组织压缩程度大于 20%、有肺部基础疾病的患者，需采取排气疗法，如胸腔穿刺排气术及胸腔闭式引流术。当患者为交通性气胸、张力性气胸或大量血气胸时，要行胸腔闭式引流。若穿刺过程中患者出现大量气胸，可沿同轴针导入胸腔闭式引流管引流气体。

（三）手术治疗

内科治疗失败的患者可选择手术治疗。

三、气胸的预防措施

为了尽量减少气胸的发生率，应严格掌握适应证，排除相关禁忌证，在穿刺过程中采取相应的预防措施以避免并发症。穿刺成功后，应加强警惕，注意观察，若发生症状及早处理。

（1）与患者建立信任关系，取得患者的较好配合，让患者采取舒适的体位。操作前进行必要的呼吸锻炼，定位扫描检查时嘱患者平稳呼吸屏气。穿刺过程中患者应尽可能在同幅度的平稳呼吸状态下屏气，避免呼吸运动对胸膜造成损害及导致小结节定位偏差。对咳嗽患者，可予以术前止咳甚至中枢性止咳药物。

（2）准确选择病变的最佳进针点。尽量缩短活检针通过肺组织的距离，避开叶间胸膜、肺气肿、肺大疱和血管。当穿刺针在肺内偏离病灶需调整方向时，无须完全退出肺组织，只需在肺的外周部改变角度向病灶刺入，避免刺破多处脏层胸膜。

（3）选择合适的活检针。对于小病灶或远离胸膜的病灶，尽量使用直径小的活检针。

（4）操作要准确迅速，避免多次损伤胸膜及肺组织。尽量缩短活检针在肺组织内的停留时间，避免活检针和肺组织的切割运动造成损伤。操作者经验不足时应尽量采取垂直进针法，患者立即转为穿刺部位向下卧位，这样可使脏层、壁层胸膜更贴近，预防空气从肺内进入胸膜腔。

（5）穿刺针拔出前注入 5～10 mm 自体固有凝血剂以封闭穿刺通道。经皮肺穿刺活检术后，应让患者留观 1 小时，因大部分患者气胸发生于穿刺术中或术后 1 小时内，可在穿刺层面上、下 2 cm 范围内予以 CT 扫描，并严密观察患者，如患者有胸闷、气促、咳嗽等症状，应即时复查，绝大部分的气胸能被发现，必要时于 24 小时后再次复查。

（蒋明彦）

第二节　肺出血/咯血相关性因素分析及防治

一、穿刺发生出血/咯血相关因素的分析

CT 引导经皮肺穿刺活检术后第二大常见并发症为出血，包括肺内出血及咯血。肺出血定义为术后新出现的肺实变及磨玻璃密度影。咯血为肺出血的一项临床表现，整体可以分为轻度、中度和重度。轻度表现为沿针道周围磨玻璃影；中度指总量不超过 30 mL 的咯血或极少量的血胸；重度指出现与血流动力学不稳定相关的咯血或血胸。CT 引导经皮肺穿刺活检术后肺出血发生率为 16.0%（3%～43%），术后咯血发生率为 7.1%（2%～11%），血胸发生率为 0.29%。一项回顾性研究数据显示，咯血症状的发生率为 1.6%，因经皮肺穿刺活检术需要手术开胸探查的发生率为 0.1%。但在另一项研究中发现，肺出血需要内镜手术或血管介入干预的发生率为零。经皮肺穿刺存在肺出血/咯血风险，但通常具有自限性，不过肺内大出血导致死亡的病例也有。

经皮肺穿刺活检术后肺出血主要与肺肿块（结节）大小、肺肿块（结节）到胸膜距离（穿刺深度）有关，相较于实性结节，亚实性结节的出血风险更高，且女性穿刺出血风险高于男性。穿刺次数、穿刺针的规格、病灶周边的性质与肺出血均存在一定的相关性：随着穿刺次数的增加，出血风险呈增加趋势；活检针规格越大，穿刺时对局部周围组织及血管损伤越大，出血风险增加。但穿刺病灶的部位与肺出血并发症无相关性。有研究者发现，女性、年龄较大者、肺气肿、同轴技术、非胸膜下位置和亚实性病变等，更容易发生高级别出血。肺动脉压增高及肺动脉增宽与高级别出血没有显著相关性。

王立学等研究显示，10 mm 以下结节出血的概率为 47.62%，10～20 mm 结节出血的概率为 26.98%，20～30 mm 结节出血的概率为 16.36%，30 mm 以上结节出血的概率为 6.35%。高梦宇等研究发现，毛玻璃结节穿刺总并发症的发生率为 44%，其中发生率最高的为肺内出血，发生率为 34.2%，其次为咯血，发生率为 20.7%。针道的长度（穿刺深度）是肺出血的主要危险因素，穿刺深度大于 2 cm 时并发出血风险更高，针道每增加 3 cm，出血风险增加 3.8 倍。手术时间延长是出血风险增加的独立危险因素，这可能与操作过程中因反复调整穿刺针位置及方向而对周边肺组织或血管造成损伤有关。

二、穿刺发生出血/咯血相关因素的防治

（一）治疗

经皮肺穿刺活检术后肺出血/咯血一般存在自限性，仅表现为肺出血影像学改变（如沿针道的毛玻璃影、原病变部位穿刺后 CT 提示渗出性范围增加）、少量咯血及少量的血胸，在患者生命体征平稳的情况下，不需特殊处理，但应注意术后咳嗽反应情况及氧饱和度变化。当咯血量较多时，应将患者置于患侧卧位，保持气道通畅，予以静脉止血药物处理，床旁备痰吸引器，必要时气管插管；当血胸量多时，建议引流，注意血压情况，必要时血管介入或外科处理；在咯血量大、静脉止血药物效果不佳的情况下，可予以支气管动脉栓塞术止血处理或胸外科干预，重症监护治疗病房协助处理。

（二）预防

完善凝血功能、血常规、血小板计数、肝炎检查，术前完善增强 CT 检查明确病灶部位、形态、大小以及与周围脏器、血管和神经的关系，设计穿刺路径。术前增强 CT 的完善有助于降低肺穿刺的出血概率。术中活检针经过胸壁时，应尽量沿下肋上缘，避开上肋骨下缘的肋间动脉走行区，避免损伤肋间血管，前胸壁穿刺时还应注意保护内乳动脉。制定穿刺路径时，尽量选择与病变距离最短的部位进针，选用同轴穿刺针，采用分段进针法，CT 下实时调整方向，避免多次穿刺以减少对肺组织的损伤。对靠近膈肌的病灶，嘱患

者平静呼吸以减少病灶的移动幅度。

（曾赛丽 谭小武）

第三节 胸膜反应、空气栓塞及其他罕见并发症

一、发生胸膜反应的表现及防治

胸膜反应是指在胸膜腔穿刺或在经胸膜肺穿刺的过程中患者突发连续咳嗽、头晕、冷汗、恶心、呕吐、心悸、胸闷、面色苍白、脉细、四肢厥冷，甚至晕厥等一系列症状，这些症状的出现可能与迷走神经反射增强有关。此时术者应立即停止操作，拔出穿刺针，将患者置于平卧位或仰卧头低位，并予相应对症处理。大多数患者症状轻微，一般能自行缓解。严重者症状明显，可出现大汗、血压进行性下降，甚至休克、晕厥，除上述一般处理外，还应及时给予皮下注射 0.1% 肾上腺素 0.3～0.5 mL、吸氧、静脉补葡萄糖溶液、保暖、监测生命体征等措施，密切观察病情变化，防止休克。少数患者可出现心率减慢等症状，可肌注阿托品 0.5～1.0 mg。

导致胸膜反应发生的可能因素包括：患者体形偏瘦、紧张焦虑、基础血糖偏低、多次经胸膜穿刺等。

预防胸膜反应措施：术前对患者做充分解释，给予紧张焦虑患者适当的镇静剂和充分的局部麻醉等，对有胸膜反应病史的患者应注意防范。

二、发生空气栓塞的表现及防治

空气栓塞是肺部穿刺活检的潜在致命性并发症之一，系统性空气栓塞分为系统性静脉空气栓塞和系统性动脉空气栓塞，发生率为 0.02%～1.80%。其中系统性静脉空气栓塞多无明显症状，而系统性动脉空气栓塞则为肺穿刺活检中最严重的并发症，可造成休克、心脏骤停、偏瘫等严重后果。虽然罕见，但因可导致致命性临床后果，引起了术者的足够重视。

目前认为，CT 引导下经皮肺穿刺活检术后系统性动脉空气栓塞的主要发病机制如下：①在拔出针芯时空气被吸入肺静脉，然后进入左心房。②穿刺针可能在含气空腔（气道、肺泡和囊腔）与肺静脉间建立了人工瘘管，即支气管-肺静脉瘘，咳嗽时由于含气空腔内压力增高，使空腔内气体进入肺静脉；另外，如果穿刺处肺静脉周围有炎症，炎症将妨碍血管的凝血功能，从而有助于空气进入血管形成栓子。进入体循环的空气栓子将随血流向相应器官的动脉床。对动脉空气栓塞最敏感的器官是心脏和大脑，脑动脉内 2 mL 空气栓子、冠脉内 0.5～1.0 mL 空气栓子便可致命。就算使用较细的穿刺针和严格的穿刺技术且患者配合良好也并不能防止系统性动脉空气栓塞的发生。经皮肺穿刺活检术后空气栓塞的危险因素包括以下三个方面：第一，穿刺技术因素：穿刺点高于左心房，使用同轴技术穿刺小病灶和空洞性病变未使用止血阀等。第二，病灶因素：磨玻璃密度（可包含血管和肺泡，穿刺过程中肺出血可引起咳嗽）；肺实变、肺纤维化和胸膜粘连（减少了肺的回缩性，延迟了穿刺针道的闭合）；空洞病变；小病灶；通气的肺组织。第三，患者因素：咳嗽、精神紧张、瓦尔萨尔瓦动作和正压通气。如进入左心腔的空气较少，对血流动力学无明显影响，患者可无症状。如大量空气进入体循环、脑血管和冠脉，患者可出现偏瘫、失语、意识障碍、晕厥、心律失常、心脏骤停、血压下降及休克等心、脑缺血症状。CT、MRI 和超声心动图都可发现气泡，其中最常用的是 CT，可快速而准确地发现栓子。CT 扫描可以在栓塞器官或血管内看到气体征象，这也是诊断空气栓塞的客观依据。CT 发现空气栓子最常见的位置是左心室。CT 在冠脉和脑动脉内没有发现空气栓子并不能排除空气栓塞，可能气栓在检查时已随血流到达动脉末梢并被吸收。

处理原则：迅速识别空气栓塞并且立即实施治疗十分重要，有利于改善部分患者的预后。一旦怀疑空气栓塞，应立即撤针，置患者于头低脚高位。如果左心腔内气体量较多，应将患者置于右侧卧位，此时左心房位置高于左心室，可防止气体通过位于左心室底部的流出道进入体循环，从而避免前述的严重并发症。同时，术者还应密切监测患者生命体征，积极给予面罩吸氧及其他抢救措施。如发生颅内动脉空气栓塞，条件允许时，可转运至高压氧舱接受治疗。高压氧可促使氮气从空气栓子扩散到血液中，促进空气栓子的吸收，提高血液中的氧含量，减轻脑水肿；

但高压氧在治疗有气胸、肺大疱等相对禁忌证的患者时，可能会受到设备条件限制。系统性动脉空气栓塞的预后取决于患者的基础病和空气栓子的大小和数量。

预防：①谨慎选择空洞性病灶、血管炎性病灶等类型的病灶进行穿刺活检；②避免直立体位进行穿刺活检；③避免在正压通气状态下进行穿刺活检；④避免同轴套管长时间暴露于空气中，注意随时插入针芯；⑤术中减少出血等医源性损伤，如反复穿刺等；⑥术中减少咳嗽、深呼吸、说话等行为。

三、其他罕见并发症

针道种植转移非常罕见，自从辛纳（Sinner）等人报道了第一例因行经皮肺穿刺活检术产生的针道种植后，又有多个文献相继报道了此症。文献报道针道种植的发生率为0.012%～0.061%。meta分析显示，肝脏穿刺活检针道种植的发生率为2.7%，经皮注射乙醇和肝癌射频消融术后也存在针道种植。胸部恶性针道种植的发生率明显低于肝癌，可能与肺癌和肝癌之间恶性肿瘤生物学行为的差异有关。文献报道任何类型的肺癌均可经针道种植转移，从穿刺活检到发现针道种植转移的时间一般为几个月，最短的为2周，最长的为16个月，通常为6个月。因此，穿刺活检术后患者应该在短期内复查，即使经外科手术完全切除，复查间隔时间也不能超过1月，而且复查CT时应该不仅检查胸内，应该尽可能早地检查胸壁。

有研究者认为，经皮肺穿刺活检术使用的穿刺针类型和口径与针道种植的发生率有关，大口径较小口径的发生率要高，切割针的发生率比抽吸针高。有研究者试图使用问卷调查阐明针道种植的预测因素，他们收集了60 000个穿刺活检的病例，其中只出现了8例针道种植。他们的研究显示，没有发现哪些因素可以预测针道种植，包括穿刺针的口径。还有研究者认为，没有找到合适的技术完全防止针道种植的发生，因此如果活检的受益优于针道种植的风险，就应该推荐活检。此外，同轴技术可以减少针道种植转移。

其他罕见并发症包括心脏压塞、肋间动脉假性动脉瘤、心房颤动、胸部感染、血管迷走神经反应和胸膜转移等。

（向志）

第五章　经皮肺穿刺活检术围手术期管理及护理

第一节　经皮肺穿刺活检术后护理常规

一、一般护理及术后监测

CT 引导下经皮肺穿刺活检术是一种分辨率高、定位精确的微创诊断方法。临床对肺内不明性质的外周病灶常采用 CT 引导下经皮肺穿刺活检术加以诊断，诊断敏感性为 88%～98%，特异性为 100%。其不仅能对肺内病灶进行定性诊断，还可进行病理分型，为患者的治疗和预后提供重要依据，同时也弥补了纤维支气管镜对周围性病变诊断的不足。

该手术过程并不复杂，但对定位的准确性要求极高，而定位的准确性需要医护的紧密合作，特别是术前的充分准备，从而有效提高手术穿刺的成功率。术后并发症的管理也非常重要，做好术后并发症管理才有可能尽量降低并发症的发病率。

二、术前护理

全面了解患者疾病史、过敏史，严格掌握病情及穿刺适应证、禁忌证，常规进行血常规、凝血功能、心电图、血压、心率等检查。禁忌证：出凝血功能障碍及出血倾向者；严重的心肺功能障碍，不能耐受者；胸部 CT 显示穿刺部位有肺大疱者；肺血管性病变者，如动脉瘤、动静脉畸形等。

呼吸道准备：吸烟患者戒烟，减少对呼吸道的刺激。加强呼吸和屏气训练，指导患者平静呼吸数次后屏气 5 秒，反复锻炼，逐步延长屏气时间至 10 秒。

对症治疗，提高手术耐受力：①对营养不良者予高热量、高蛋白饮食，不能进食者遵医嘱静脉补充营养；②肺部感染者在病情许可下，须待感染控制、体温正常后再施行手术；③糖尿病患者术前空腹血糖应控制在 8.3 mmol/L 以下才可进行手术；④肝肾功能不全者在病情允许下，待肝肾功能恢复后再行手术，注意使用对肝肾无损害的药物。

充分明确穿刺部位、形态，特别是血管的分布，停止服用抗凝药物 5～7 天，以保障穿刺的安全性。

患者准备：确认患者已签署手术同意书；指导患者避免进食过饱；注意保暖，防止患者感冒受凉导致咳嗽；监测患者生命体征，如有需要术前给予镇咳药、降压药等。

心理护理：针对患者害怕手术危险、担心术后出现并发症、对活检结果存在疑虑等心理问题，应耐心细致地为其讲解穿刺的目的和意义，介绍穿刺活检的优点、方法及注意事项，同时让已成功穿刺的患者进行穿刺体会介绍，增加患者的信心，消除其紧张和恐惧感。

三、术中护理

根据病灶部位，协助患者取不同卧位，如俯卧位、侧卧位、仰卧位等，在躯体下垫软枕，在 CT 下定位。

准备好急救物品，包括抢救车、吸氧装置、吸引装置、复苏囊等。随时监测患者生命体征变化，及时了解患者在术中的自我感觉，若患者有晕针、剧痛及其他不适，及时通知术者并给予相应处理。

术中避免患者出现大声说话、咳嗽、用力呼吸及体位移动的情况。

医护人员应操作轻柔，随时关注患者的生命体征，多询问患者的感受，关爱患者，给患者以心理支持。

穿刺后，立即用碘附消毒伤口，用无菌纱布按压穿刺部位 5～10 分钟，用无菌敷贴覆盖穿刺点后嘱患者静卧。

穿刺结束进行常规 CT 扫描，了解有无气胸、血胸等并发症发生，根据情况及时对症处理。

四、术后护理及监测

患者回病房后卧床休息，遵医嘱给予输氧、心电监护，严密观察患者体温、脉搏、心率、呼吸、血压、血氧饱和度等变化。

观察患者有无胸闷、气促、胸痛及咳血等不适。

保持穿刺处敷料干洁。

告知患者术后可能会出现胸部轻微疼痛、痰中带血等症状，24 小时内避免剧烈活动和咳嗽。

指导患者食用富有营养、易消化、粗纤维丰富的食物，保持大便通畅。

次日上午复查胸片或胸部 CT，嘱患者坐轮椅前行，无气胸、出血等并发症方可下床活动。

五、术后并发症的护理对策

常见的并发症包括气胸、出血、血胸、胸膜反应、胸痛等，偶见空气栓塞。

（一）气胸

气胸是最常见的并发症，一般发生在术后 1 小时内，偶有发生在 12～24 小时的，术后应注意观察患者的呼吸频率，注意有无胸闷、胸痛、气促等症状，对呼吸困难者立即给予吸氧。若患者肺压缩小于 30%，可暂不做特殊处理，嘱卧床休息，绝大多数于 1 周内可自行吸收。若肺压缩超过 30%，应配合医师行闭式引流治疗或抽气治疗。

（二）出血

出血一般为痰中带血或少量咯血，偶见大咯血。痰中带血无须处理，一般 1～3 天可自行消失。小量咯血给予止血药，做好心理疏导，嘱咐患者安静休息。大咯血较为少见，一般与患者凝血功能差及穿刺损伤大血管有关。大咯血应立即就地抢救，清除呼吸道分泌物，保持呼吸道通畅，取侧卧位，建立静脉通路（双通道），遵医嘱给药、吸氧，根据情况采取有效的止血措施，密切观察病情，做好护理记录，并进行动态观察。

（三）血胸

血胸是肺穿刺的严重并发症，主要由进针时误穿入肋间血管或肺内血管所致。患者临床表现为面色苍白、呼吸困难、心率增快、血压下降等，一旦出现上述情况，应立即告知临床医师，并积极配合建立静脉通路，做好外科引流甚至急诊开胸手术止血的准备。

（四）胸膜反应

胸膜反应多出现于身体虚弱、精神极度紧张的患者。患者的临床表现主要为呼吸困难、心慌、出汗、抽搐、胸闷、休克等，出现此类症状时应拔出穿刺针，暂停穿刺，给予吸氧、静脉补液支持，应用糖皮质激素，必要时给予阿托品或肾上腺素肌注，然后与患者充分沟通，消除患者的顾虑，择日再次活检。

（五）胸痛

评估疼痛的性质、程度，可转移患者注意力以减轻疼痛。对疼痛不耐受者，可根据医嘱予以药物止痛。

（六）空气栓塞

空气栓塞是 CT 引导下经皮肺穿刺活检术的罕见并发症，容易出现在肺部病灶小，特别是磨玻璃结节的活检术中。当较多气体进入体循环，特别是进入脑血管循环或冠状动脉时，提示预后差，死亡率高。当穿刺过程中患者突然出现失语、偏瘫、意识丧失、心律失常、心搏骤停等情况时应加强重视，立即停止穿刺并复查胸部 CT 及头颅 CT，一旦明确为空气栓塞，需及时将患者置于头低足高位或平卧位，并持续给予纯氧，对心肺骤停者应立即进行心肺复苏，积极配合医师做抢救处理。高压氧治疗是目前公认的治疗空气栓塞一线治疗方法。

（胡艳军）

第二节　特殊人群的围手术期管理

一、老年肺结节患者术前护理与准备

（1）老年肺结节患者大多患有基础疾病，如糖尿病、高血压、心脏病等。高血压患者应控制血压，可在严密监测下行控制性降压，调整血压至140/90 mmHg 左右，降压药物应服用至手术当天。

（2）全面了解患者疾病史、过敏史，严格掌握病情及穿刺适应证、禁忌证，常规进行血常规、凝血功能、输血前四项、心电图、血压、心率等检查。如患者心功能异常，需先做动态心电图进行评估。适应证：①肺外周肿块鉴别困难者；②原因不明的局限性病灶；③为明确组织类型以便于选择下一步治疗方案但不能手术或拒绝手术的肺癌患者；④胸膜或胸壁肿块。禁忌证：①出凝血功能障碍及出血倾向者；②严重的心肺功能障碍不能耐受者；③胸部 CT 显示穿刺部位有肺大疱者；④肺血管性病变者，如动脉瘤、动静脉畸形等；⑤重症肺气肿，呼吸功能严重减退的患者；⑥剧烈咳嗽不能控制、不能合作的患者。此外，要充分明确穿刺部位、形态，特别是血管的分布，停止服用抗凝药物 5~7 天，以保障穿刺的安全性。

（3）患者准备：签署手术同意书，避免进食过饱、剧烈咳嗽等，如有需要，可术前服用镇咳药。

（4）心理护理：患者会因害怕手术危险，担心术后出现并发症，而产生恐惧、焦虑心理。所以，要耐心细致讲解穿刺的目的和意义，介绍穿刺活检的优点、方法及注意事项，并让已成功穿刺的患者介绍经验，增加患者的信心，消除其紧张和恐惧感。对于情绪紧张不能缓解的患者，可遵医嘱适当给予镇静药。

（5）为了减少术后并发症，穿刺需要在平静呼吸下屏气时进行，因此术前对患者进行屏气训练是保证穿刺成功的关键。按要求让患者平静呼吸数次后屏气 5 秒，反复锻炼，逐步延长屏气时间至 10 秒。

（6）对于有药物使用指征的患者，包括有高血压、房颤、心绞痛、心衰、心肌梗死病史的患者，建议围术期继续使用β受体阻滞剂，使用时间持续整个住院期，不过围术期应调整其剂量以达到并维持血压、心率的最优状态。

（7）血压控制稳定：患者如已服用β受体阻滞剂和他汀类药物，应持续服用。对于冠状动脉粥样硬化性心脏病患者，可考虑至少在术前 2 天加用β受体阻滞剂并在术后持续使用，以达到目标心率，即静息状态下每分钟 60～70 次且收缩压大于 100 mmHg。

二、老年肺结节患者术后护理与观察

肺穿刺活检术作为一种有创的检查手段，会对患者造成一定的伤害，老年患者由于胸膜弹性降低、回缩差，患者闭气困难，在检查过程中配合不佳，故并发症发生概率会有所增加。

（一）术后护理

（1）患者安全返回病房后，严密监测其心率、呼吸频率和节律，并给予氧气吸入，叮嘱患者卧床休息 24 小时，避免大声说话、用力咳嗽，若出现咯血、呼吸困难等不适应及时告知医师，清淡饮食，保持大便通畅。

（2）观察患者伤口敷料有无渗血，并保持穿刺处干燥。24 小时后应及时撤除敷料。

（3）术后 24 小时复查胸部 X 线片，观察有无气胸、出血等并发症。

（二）并发症的护理

针对老年患者，除气胸、肺出血、血胸等并发症外，还应注意观察基础疾病。

1.疼痛

老年患者对阿片类药物较为敏感，其认知功能、血流动力学、呼吸系统易受到药物影响，因此其使用原则为降低起始剂量，滴定增量，采用最低有效剂量控制疼痛，同时制订排便计划以预防便秘。

2.气胸

术后即刻行 CT 扫描，观察有无气胸。如发生气胸，少量的气胸（肺压缩程度低于 30%）可继续观察，直到吸收。肺压缩程度高于 30%，或者少量气胸但有明显憋喘、胸闷等症状，应行抽气治疗，操作后叮嘱患者取压迫穿刺点位卧床休息 1～2 小时。若因胸膜损伤较严重造成张力性气胸，可行胸腔闭式引流，在胸腔闭式引流护理中，应注意观察患者引流瓶气体排出情况，预防管路堵塞和感染，并教会患者有效咳嗽、咳痰的方法。对于有慢阻肺病史的老年患者，若出现呼吸困难加重、胸痛等情况，应立即复查胸片，并及时处理。

3.高血压

高血压对心血管、脑、肾等重要器官都有损害，术后应严密观察患者血压情况，并继续用抗高血压药物治疗，若血压过高，应密切观察患者神志、瞳孔，避免脑血管意外等并发症的发生。

（胡晓）

第六章 经皮肺穿刺活检术的临床价值

第一节 经皮肺穿刺活检术临床应用价值及准确率

一、临床应用价值

1883 年莱顿最先以盲目进针的方式对 1 例肺炎患者进行了经皮肺穿刺活检术，并在活检标本中找到了肺炎双球菌。曼内特尔于 1886 年首次凭借经皮肺穿刺活检术确诊肺癌。但在 20 世纪 30 年代至 20 世纪 40 年代，这项技术却遭到了冷落，因为当时经皮肺穿刺活检术的并发症发生概率较高，还出现了数例死亡病例。直到 20 世纪 60 年代，随着 X 射线透视导向开始广泛应用，经皮肺穿刺活检术的成功率大大提高，这项技术也重新引起了研究者的注意。1976 年，哈格（Haaga）首次应用 CT 引导下经皮肺穿刺活检术，这使得这项技术的准确性和安全性得到了充分的保证，经皮肺穿刺活检术也逐渐被认为是一种安全可靠的诊断方法。

经皮肺穿刺活检术常用的导引方法包括 X 射线透视、B 超和 CT 等。X 射线透视导引不能精确反映病变与周围结构的关系，因此较难完成小病灶和深部病灶的活检，且诊断准确率也较低。B 超导引下活检虽费用低且具有实时图像的优点，但要求有足够的声窗，故而只适用于胸膜腔及胸膜下病变的活检。CT 具有良好的空间分辨率和密度分辨率，可准确无误地显示病灶大小、位置，还能显示病灶内部结构及与大血管等周围结构的解剖关系，可避免伤及心脏大血管，直接获得病变核心部位的组织细胞。由哈格和阿尔菲迪（Alfidi）于 1976 年首次成功完成的 CT 引导下经皮肺穿刺活检术，是一种安全、准确、高效的肺部病变诊断及鉴别诊断方法。

二、准确率

CT 引导下经皮肺穿刺活检术的临床应用价值已被大量文献证实。它是一种微创、安全、有效的诊断及鉴别诊断方法，且一般情况下活检确诊率高于 70%。由于 CT 可精确确定进针部位、角度和深度，有利于安全系数和诊断正确率的提升，因此小于 1 cm 的病灶也可在 CT 引导下成功活检。选择合适的体位和穿刺方向可以提高活检阳性率，根据文献报道显示，这种诊断方式的准确率达 90%。CT 引导下肺内病变活检的正确诊断率较高，目前国内外文献报道良恶病变总的精确诊断率范围为 64%～97%，胸部恶性病变的诊断正确率为 76%～96%。从理论上讲，胸部穿刺活检的并发症有气胸、肺出血、咳血、胸膜腔出血、肿瘤的针道种植和其他器官的气体栓塞，但实际上后两种情况非常罕见。

CT 引导下经皮肺穿刺活检术采用 CT 扫描定位法，方法简单，分步进针，避免多次穿过胸膜从而减少并发症发生的可能。穿刺前的增强扫描非常重要，可以显示和避开坏死区、肺不张区和大血管。采用活检枪切割取材，可以拿到完整的组织条，克服了以往针吸细胞学检查阳性率低、组织来源不明确等缺点，提高了阳性率。为了提升活检准确率，首先，医护人员要做好患者的心理护理，通过说明穿刺必要性和注意事项等，消除患者对穿刺的恐惧心理，并指导患者在术前进行呼吸功能锻炼。其次，合理选择切割针。切割针太粗会引起气胸，太细则无法获取足够的组织标本，因此对于小于 2 cm 的肿块，可选择 20～22 G 的切割针，对于较大的肿块则选择 16～20 G 的切割针。细针穿刺由于细胞学检查和标本量的限制，诊断敏感性低于切割活检针，特别是对良性病变诊断的敏感性更是低很多（16.7%对 81.7%）。细针抽吸活检发生假阳性的概率为 0～0.2%，假阴性发生的概率为 6%～54%。切割活检提供的组织学证据，对于良性病变的诊断率为 52%～91%，对肺部磨玻璃影及孤立性肺结节诊断的敏感度及特异度均高于 90%。对于感染性病变，切割针活检可进一步明确病原体，指导后续治疗；对于恶性病变，切割针活检可明确恶性肿瘤诊断、具体肿瘤类型（包括肺部原发肿瘤或转移性肿瘤）及肿瘤的分子生物学特征，为肿瘤个体化治疗提供依据。总之，切割针活检在诊断效率方面的表现是毋庸置疑的。

目前 CT 引导下经皮肺穿刺活检术已经十分成熟，其确诊率高、创伤小、并发症少、临床应用广泛，对于肺部肿块，可以提高诊断准确率，提前确诊时间，减少不必要的手术探查。CT 下经皮肺穿刺活检术是一种操作简便、安全有效、准确率高、并发症少的肺部周围病灶诊断手段，弥补了纤维支气管镜对肺外周病灶诊断的不足，为影像学、纤维支气管镜、痰细胞学检查不能明确诊断的患者提供了一种有效的检查方法，有助于临床制定合理有效的治疗方案，减少不必要的手术，避免误诊、漏诊情况的发生。CT 引导下经皮肺穿刺活检术是对肺部外周结节病变进行诊断和鉴别诊断的最有效方法之一，对于肺癌患者，尤其是失去手术治疗机会的中晚期肺癌患者，它是确定肺癌病理类型及协助制定放化疗、靶向、免疫治疗方案的一种有效手段。总而言之，CT 引导下经皮肺穿刺活检术具有较高的临床价值，且越来越受临床医师的重视，值得临床推广应用。

（刘文广）

第二节　经皮肺穿刺活检术假阴性相关因素分析

CT 引导下经皮肺穿刺活检术是一种临床应用广泛的肺部肿块组织获取方法，该技术安全性好，诊断率高，但在实际临床应用中，却出现部分恶性肿瘤患者穿刺活检组织病理学诊断为非恶性疾病，呈现假阴性结果的情况，延误了后续的治疗，对患者的预后产生不利影响。近年来，有文献显示，影响 CT 引导下经皮肺穿刺活检术准确性的因素主要包括术者自身、患者配合度、肺内病变部位、病灶情况、病理学诊断等。

一、术者自身

经皮肺穿刺活检术的术者可从操作经验、设备、团队等多方面影响结果的准确性。术前，术者会根据自己的经验、可用的细胞学支持和靶病灶的位置来选择针的类型以及适合的活检通道。比起细针穿刺活检，针芯活检能获得更多的活检标本。虽然针芯穿刺活检和细针穿刺活检对恶性肿瘤诊断的准确性相似，但细针穿刺对良性疾病的诊断准确性较针芯穿刺活检低。细胞病理学家在现场有助于通过细针抽吸实现更高的诊断准确性。大多数介入术者应获得至少两个组织样本。经皮肺穿刺活检术的诊断准确性确实可以累积增加，但是随着组织样本数量的增加，精度增量增加的幅度会呈现降低趋势。一个有经验的团队能使结果的准确性更高，因此术者应多总结经验以提高阳性率，降低假阴性率。

二、患者配合度

在经皮肺穿刺活检术中，患者的配合是取材成功的关键之一。术者在术前必须向患者交代清楚手术的操作过程及大概时间，取得其信任并打消其顾虑。在术中，术者应尽量采取仰卧位进行穿刺，以提升患者的舒适感和配合操作时长。进穿刺针时，术者要嘱咐患者屏气，并快速进针，避免过多划伤胸膜和肺组织。俯卧位操作时，患者容易出现肢体麻木，而侧卧位穿刺时，患者则较难保持同一姿势，会出现侧卧角度的轻微变动，增加假阴性及并发症发生率。另外，术前局部麻醉也很重要，好的麻醉能使患者不产生疼痛感，避免因疼痛而出现本能的紧张和抗拒。如果麻醉不佳，穿刺时患者会出现不自主运动，从而提高假阴性概率，增加胸膜及病灶周围血管损伤的可能。

三、肺内病变部位

肺内病变部位是导致假阴性结果的独立因素。病变位置对诊断结果的影响主要体现在患者手术时的呼吸运动上，呼吸时上叶和中叶减少运动有助于活检针成功进入病变部位。研究显示，在五个被归类为假阴性且活检标本被认定为正常实质（针头未能到达病变部位）的病变中，有四个位于下叶。另外，还有研究表明，针道距离大于9 cm也是诊断失败的独立危险因素。国内有研究报道，测量病变中心距胸壁的距离，以5 cm为界对两组结果进行分析，结果具有统计学意义，充分说明病灶与胸壁的距离是影响穿刺结果的一个重要因素。距离胸壁越近，其达到目标的可能性就越大，穿刺成功的把握越大；而距离胸壁越远，越靠近心脏及大血管，穿刺的难度就越大，危险性越高，穿刺后的并发症也会越多。

四、病灶情况

肺内病灶液化性坏死会降低穿刺结果的准确性，造成假阴性。部分文献表明，3～5 cm的病灶，其中心容易出现液化性坏死，形成空洞，且壁较薄，而某些液化性坏死区通过平扫较难与周围瘤组织相鉴别，穿刺时若进入此液化性坏死区域则会出现假阴性结果。过大的病灶很容易阻塞支气管，从而形成阻塞性炎症，加大穿刺难度，且穿刺时很有可能因为穿刺到阻塞区而出现假阴性结果。但也有不同的观点认为，虽然病灶较大的中心部也会出现液化性坏死的情况，但因其实质的壁比较厚，反而更易获得病灶实质，得到理想的结果。根据经验，如果CT提示病灶内有液化性坏死特征，针道方向应尽量避开液化性坏死区域。有研究在分析其所得的假阴性结果时指出，病灶周围并发感染可能是影响穿刺结果的一个重要因素，并对其进行了深入分析，结果具有统计学意义。该研究表明，周围病变会影响穿刺结果的原因在于，每个人对影像学资料的理解不同，所以会因出现选择性偏倚而导致结果可信度下降。大部分研究者相信病灶周围病变的存在会对穿刺结果造成一定影响，所以在穿刺前应仔细查看肺部CT片，必要时可做增强扫描明确病灶范围，提高穿刺准确性。

五、病理学诊断

我国病理学虽已发展了近百年，但因前期发展十分缓慢，专业人员少，只有几所医学院校开展了尸检、活检和部分科研工作。中华人民共和国成立后，大量医学院校和医院的建立使病理学得到了长足的发展。特别是20世纪80年代后期和20世纪90年代初期国家开展一、二、三级医院评定以来，不管是省、市级医院还是基层区、县级医院都设有病理科。但目前病理诊断在临床工作中仍然存在出现假阴性结果的可能，这与取材的质量及病理医师的专业技术有很大关系。

（刘毅）

第三节　阴性患者随访管理

众多文献报道，CT 引导下经皮肺穿刺活检术对肺部占位性病变的诊断准确率为 81.4%～99.3%。但在临床中受术者自身、患者配合度、肺内病变部位、病灶情况及病理学诊断等多种因素影响，仍有部分患者出现活检病理为阴性，后期随访却诊断为肺癌的情况。一项回顾性研究发现，在病理或细胞学未见肿瘤细胞的 11 例肺结节患者中，有 2 例后期随访确诊为肺癌。同时，CT 引导下经皮肺穿刺活检术在肺尘埃沉着病合并肺癌诊断中的运用研究也表明，对病理诊断为炎性假瘤的 20 例患者随访 1 个月，有 5 例出现肿块进行性生长，后行手术切除证实为肺癌。所以，对于活检呈阴性的患者，医师仍需要根据病情进行规律随访。

一、随访时间的确定

根据费莱舍尔学会（Fleischner Society）、英国胸科学会指南意见及《肺结节诊治中国专家共识》，活检阴性的随访时间现推荐如下。

（一）单个实性结节

单个实性结节直径不超过 8 mm 且无肺癌危险因素者，建议根据结节大小选择 CT 随访的频率与持续时间（2C 级）：①结节直径不超过 4 mm 者不需要进行随访，但应告知患者不随访的潜在好处和危害；②结节直径 4～6 mm 者应在 12 个月重新评估，如无变化，其后转为常规年度随访；③结节直径 6～8 mm 者应在 6～12 个月之间随访，如未发生变化，则在 18～24 个月之间再次随访，其后转为常规年度检查。CT 检测实性结节大于 8 mm 时，建议使用低剂量 CT 平扫技术。

存在一项或更多肺癌危险因素的单个实性结节直径不超过 8 mm 者，建议根据结节的大小选择 CT 随访的频率和持续时间（2C 级）：①结节直径不超过 4 mm 者应在 12 个月重新评估，如果没有变化则转为常规年度检查；②结节直径为 4～6 mm 者应在 6～12 个月之间随访，如果没有变化，则在 18～24 个月之间再次随访，其后转为常规年度随访；③结节直径为 6～8 mm 者应在最初的 3～6 个月之间随访，随后在 9～12 个月随访，如果没有变化，在 24 个月内再次随访，其后转为常规年度检查。CT 检测实性结节不超过 8 mm 时，建议使用低剂量 CT 平扫技术。

单个不明原因结节直径大于 8 mm 且活检为阴性者，建议定期 CT 扫描随访（2C 级）。

（二）孤立性亚实性肺结节

1.评估纯磨玻璃结节的细则

纯磨玻璃结节以 5 mm 大小为界进行分类观察：①纯磨玻璃结节直径不超过 5 mm 者，建议在 6 个月随访胸部 CT，随后行胸部 CT 年度随访。②纯磨玻璃结节直径大于 5 mm 者，建议在 3 个月随访胸部 CT，随后行胸部 CT 年度随访（2C 级）。

2.评估混合磨玻璃结节的细则

对于混合磨玻璃结节，除评估混合磨玻璃结节病灶大小外，其内部实性成分的比例更加重要。CT 扫描图像中实性成分越多，则提示侵袭性越强。

（1）单个混合磨玻璃结节直径不超过 8 mm 者：建议在 3、6、12 和 24 个月进行 CT 随访，无变化者随后转为常规年度随访。随访中需要注意：①混杂性结节的 CT 随访检查应对结节处采用病灶薄层平扫技术。②如果混杂性结节增大或实性成分增多，通常提示为恶性，需考虑切除，而不是非手术活检。③如果患者同时患有危及生命的合并症，而肺部结节考虑为低度恶性不会很快影响到生存，或可能为惰性肺癌而无须即刻治疗者，则可限定随访时间或降低随访频率。④如果在发现结节的同时有症状或有细菌感染征象时，可考虑行经验性抗菌治疗。尽管经验性抗菌治疗有潜在危害，但如果患者患有如结核、真菌等其他疾病的可能性较小时，可以考虑使用经验性抗菌治疗。

（2）混合磨玻璃结节直径大于 8 mm 者：建议在 3 个月重复胸部 CT 检查，

适当考虑经验性抗菌治疗。若结节持续存在，随后建议使用 PET、非手术活检和（或）手术切除进一步评估（2C 级）。需注意的是：①PET 不应该被用来描述实性成分不超过 8 mm 的混杂性病灶；②非手术活检可用于确立诊断并结合放置定位线、植入放射性粒子或注射染料等技术帮助后续手术切除的定位；③非手术活检后仍不能明确诊断者，不能排除恶性肿瘤的可能性；④混合磨玻璃结节直径大于 15 mm 者可直接考虑进一步行 PET 评估和（或）手术切除。

（3）对于 6 mm 及以上实性成分的混合磨玻璃结节，应考虑 3～6 个月行 CT 扫描随访来评估结节。对于具有特别可疑形态（分叶或囊性成分）、连续生长或实性成分大于 8 mm 的混合磨玻璃结节，建议采用 PET、活检或切除术。大量实践证明，混合磨玻璃结节的实性成分越多，发生侵袭和转移的风险就越大，实性成分大于 5 mm 与出现局部侵袭的可能性相关。

（三）多发性肺结节

对于多发性纯磨玻璃结节，至少 1 个病变直径大于 5 mm，但小于 10 mm，又没有特别突出的病灶，3 个月后再行 CT 随访；如无变化，其后至少 3 年内每年 1 次 CT 随访，其后也应长期随访，但间隔时间可以适当放宽。如果发现病灶变化，应调整随访周期：如果结节增多、增大、增浓，应缩短随访周期，或通过评估病灶部位、大小和肺功能情况，选择局部切除变化明显的病灶；如果结节减少、变淡或吸收则延长随访周期或终止随访。

二、随访的检查手段

（一）临床信息

采集与诊断和鉴别诊断相关的信息，如年龄、职业、吸烟史、慢性肺部疾病史、个人和家族肿瘤史、治疗经过及转归，这些信息可为鉴别诊断提供重要参考意见。

（二）影像学检查

虽然 X 线片能够提高肺癌的检出率，但大多数小于 1 cm 的结节在 X 线胸片上不显示，故不推荐将 X 线胸片用于肺结节的常规评估。虽然在目前条件下使用计算机辅助诊断（computed aided diagnostic）可以提高平片对肺实性结节或较大较浓磨玻璃结节的检出率，但假阳性率和假阴性率依然较高。数字体层合成技术能有效提高普通 X 线片易漏诊的直径较小、密度较低或部位隐蔽的结节的检出率。最近有研究显示，数字体层合成技术对体模中 5～8 mm 的磨玻璃结节检测率与 CT 相似。与 X 线胸片相比，胸部 CT 扫描可提供更多关于肺结节位置、大小、形态、密度、边缘及内部特征等信息。推荐肺结节患者行胸部 CT 检查（结节处行病灶薄层扫描），以便更好地显示肺结节的特征（1C 级）。薄层（不超过 1 mm 层厚）的胸部 CT 可更好地评价肺结节的形态特征。分析肿瘤体积可科学地监测肿瘤生长。建议设定的低剂量 CT 检查参数和扫描范围如下所示。

1.扫描参数：总辐射暴露剂量为 1.0 mSv；千伏峰值为 120，mAs 不超过 40；机架旋转速度为 0.5；探测器准直径不超过 1.5 mm；扫描层厚 5 mm，图像重建层厚 1 mm；扫描间距不超过层厚（3D 成像应用时需有 50% 重叠）。

2.扫描范围：从肺尖到肋膈角（包括全部肺），扫描采样时间不超过 10 s，呼吸时相为深吸气末，CT 扫描探测器不低于 16 排，不需要注射对比剂。

（三）肿瘤标志物

目前尚无特异性生物学标志物可应用于肺癌的临床诊断，但有条件者可酌情进行如下检查，为肺结节诊断和鉴别诊断提供参考依据。

胃泌素释放肽前体（pro gastrin releasing peptide）：可作为小细胞肺癌诊断和鉴别诊断的首选标志物。

神经元特异性烯醇化酶（neuron specific enolase）：用于小细胞肺癌的诊断和治疗反应监测。

癌胚抗原（carcinoembryonic antigen）：目前血清中癌胚抗原的检查主要用于判断肺腺癌复发、预后，以及肺癌治疗过程中的疗效观察。

细胞角质蛋白 19 片段抗原 21-1（CYFRA21-1）：对肺鳞状细胞癌的诊断有一定参考意义。

鳞状细胞癌抗原（squamous cell carcinoma antigen）：对肺鳞状细胞癌疗效监测和预后判断有一定价值。

如果在随访阶段发现上述肿瘤标志物有进行性增高，需要警惕为早期肺癌。

（四）功能显像

对于不能定性的直径大于 8 mm 的实性肺结节，可采用 PET 区分良性或恶性。PET 对纯磨玻璃结节及实性成分不超过 8 mm 肺结节的鉴别诊断无明显优势。对于实性成分大于 8 mm 的肺结节，PET 有助于鉴别良性或恶性，其原理是肿瘤细胞具有较高的葡萄糖摄取与代谢率，在患者体内注射 ^{18}F-氟代脱氧葡萄糖（^{18}F-FDG）后，再测量被结节摄取的 ^{18}F-FDG，摄取 ^{18}F-FDG 较多的即为恶性结节。标准摄取值（standard uptake value）是 PET 常用的重要参数，能反映病灶对放射示踪剂摄取的程度，当标准摄取值大于 2.5 时，恶性肿瘤的可能性很大。近年来多项研究结果显示，PET 诊断恶性肺结节的敏感度为 72%～94%。此外，PET 可为选择穿刺活检部位提供重要依据。动态增强 CT 扫描对良恶性肺结节的鉴别诊断有一定价值。

（五）气管镜检查

常规气管镜检查是诊断肺癌最常用的方法，包括气管镜直视下刷检、活检或透视下经支气管镜肺活检术（transbronchial lung biopsy，TBLB）及支气管肺泡灌洗获取细胞学和组织学诊断。自发性荧光支气管镜（auto fluorescence bronchoscopy）是近年发展起来的诊断中央型肺癌早期的新方法，其利用良恶性细胞自发荧光特性的不同，可显著提高气管支气管黏膜恶变前病灶（不典型腺瘤样增生）或早期恶变（原位癌）的检出率。超声支气管镜引导下肺活检术（EBUS-TBLB）采用外周型超声探头观察外周肺病变，并在支气管超声引导下行肺活检，较传统 TBLB 定位更精确，可进一步提高外周肺结节活检的阳性率。一项随机对照研究结果显示，EBUS-TBLB 对不超过 20 mm 的恶性肺外周病变的诊断敏感度为 71%，而常规 TBLB 仅为 23%。虚拟导航支气管镜（virtual navigation bronchoscope，VBN）利用薄层高分辨率 CT（HRCT）的图像重建三维图像并规划路径，由医师确定最佳路径，VBN 系统通过显示气管路径的动画，为到达活检区域提供完全视觉化的引导。为保证达到目标肺组织，目前常采用可活检的超细气管镜，在 VBN 引导下超细气管镜可进入第 5～8 级支气管进行活检。ENB 由电磁定位板、定位传感接头、工作通道、计算机软件系统与监视器等部件组成，将物理学、信息学、放射学技术和气管镜技术集于一体，使传统气管镜无法实现的周围肺组织病变检测成为现实。超声支气管镜和 VBN 或 ENB 联合应用可提高对周围型肺部病变的诊断率，且安全性高，在肺结节鉴别诊断和早期肺癌诊断方面有一定的应用前景。一项系统回顾分析结果显示，ENB、VBN 等气管镜检查技术对于周围型肺部病变的总体诊断率为 70%，其中不超过 20 mm 病灶的诊断率为 61%，超过 20 mm 病灶的诊断率为 82%。最近我国一项单中心研究结果显示，超声支气管镜联合 ENB 对肺结节的诊断率可达到 82.5%。

三、影像学随访的观察指标

在随访过程中，影像学的观察指标包括结节大小、形态、边缘、界面征、密度结构特征等。

（一）大小

随着肺结节体积的增大，其恶性概率也逐渐增加。但肺结节大小的变化对磨玻璃结节的定性诊断价值有限，还需密切结合形态及密度的改变。

（二）形态

大多数恶性肺结节的形态为圆形或类圆形，与恶性实性结节相比，恶性亚实性结节出现不规则形态的比例较高。

（三）边缘

恶性肺结节多呈分叶状，或有毛刺征（或称棘状突起），胸膜凹陷征及血管集束征常提示恶性的可能；良性肺结节多数无分叶，边缘可有尖角或纤维条索等，周围出现纤维条索、胸膜增厚等征象则常提示结节为良性。

（四）界面征

恶性肺结节边缘多清楚但不光整，结节-肺界面毛糙甚至有毛刺；炎性肺结节边缘多模糊，而良性非炎性肺结节边缘多清楚整齐甚至光整。需要注意的是，磨玻璃结节病变的浸润性与实性结节相比偏低，病灶周围毛刺征的出现概率也较低。

（五）密度

密度均匀的纯磨玻璃结节，尤其是小于 5 mm 的纯磨玻璃结节常提示不典型腺瘤样增生（atypical adenomatous hyperplasia）。磨玻璃结节的平均 CT 值对鉴别诊断具有重要参考价值，密度高则恶性概率大，密度低则恶性概率小，当然也需要结合结节大小及其形态变化综合判断。

（六）结构

支气管被包埋且伴局部管壁增厚，或包埋的支气管管腔不规则，则恶性可能性大。为了更加准确地评估结节病灶内及周边与血管的关系，可通过 CT 增强扫描，将不超过 1 mm 层厚的 CT 扫描图像经图像处理技术处理后，进行分析、重建，结节血管征的出现有助于结节的定性。

四、再次活检的选择时机

根据物联网辅助肺结节诊治的中国专家共识，当随访中出现以下情况时，应考虑再次活检。

（1）基线直径不超过 15 mm 的结节，与基线相比直径增大 2 mm。

（2）基线直径大于 15 mm 的结节，与基线相比直径增大 15%以上。

（3）原纯磨玻璃结节密度增加或其中出现实性成分，或原混合磨玻璃结节中实性成分增多。

（4）新出现肺部结节。

（5）发现气管、支气管壁增厚，管腔狭窄，或管腔内结节者。

（李炽观　张美娟）

第七章　经皮肺穿刺活检术临床应用病例解析

第一节　病例 1 分享

一、病例介绍

患者张某，女，40 岁，因发现右下肺结节 1 个月，于 2020 年 11 月 02 日入院。患者自诉 1 个月前因咳嗽于门诊就诊，行肺部 HRCT：右肺下叶背段结节灶，考虑为 LU-RADS 3 类结节，建议抗感染治疗后复查，右肺下叶前基底段胸膜下少许炎症。患者为求进一步治疗，遂来我院，门诊拟右下肺结节查因收入院。起病以来，精神、睡眠、饮食可，大小便正常，体重未见明显变化。

既往患者 3 年前无明显诱因出现咳嗽，诊断考虑可能为咳嗽变异型哮喘，予以"沙美特罗替卡松吸入+复方甲氧那明口服"治疗，症状较前好转。有过敏性鼻炎病史，乙肝小三阳病史，未予治疗。有人工流产病史，具体不详。有宫颈人乳头瘤病毒（HPV）微创手术史，具体不详。余既往史、个人史、婚育史、家族史无特殊。

体格检查：体温 36.6 ℃，脉搏每分钟 88 次，呼吸每分钟 20 次，血压 101/66 mmHg，血氧饱和度 99%，未吸氧。神志清楚，全身浅表淋巴结未触及肿大。胸廓无畸形，双侧呼吸动度对称，语颤无增强。双肺叩诊清音，双肺呼吸音清晰，未闻及干湿性啰音和胸膜摩擦音。心界无扩大，心率每分钟 88 次，律齐。腹部平软，无压痛及腹肌紧张，肝、脾肋缘下未触及，无叩击痛，无杵状指（趾），双下肢无浮肿。

辅助检查：肺功能 FEV$_1$ 为 3.17 L；FEV$_1$% pred 为 118.3%；用力肺活量

（FVC）为 3.86 L；FVC% pred 为 124.0%；FEV_1/FVC 为 82.10。肺通气功能正常，支气管激发试验阴性。FeNO 为 12 ppb，CaNO 为 7.7 ppb。肺部 HRCT：右肺下叶背段结节灶（约 8 mm），考虑 LU-RADS 3 类结节，建议抗感染治疗后复查，右肺下叶前基底段胸膜下少许炎症。支气管镜检查：常规支气管镜检查未见异常。病理结果：（肺泡灌洗液）液基制片可见鳞状上皮细胞、支气管柱状上皮细胞、吞噬细胞及炎症细胞，未见癌细胞。

二、初步诊断

右下肺结节性质：待定。病毒性肝炎：慢性乙型。

三、病情总结

中年女性，无吸烟史；发现右下肺结节 1 个月；心肺腹体查未见明显异常；肺部 HRCT：右肺下叶背段结节灶（约 8 mm），见图 7-1。

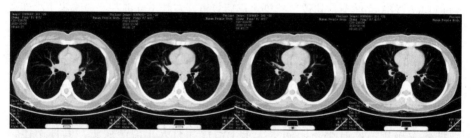
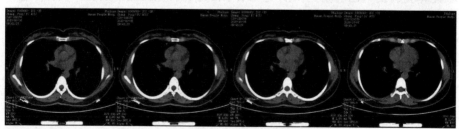

图 7-1　肺部 HRCT：右肺下叶背段结节灶（约 8 mm）

四、进一步检查

血气分析（未吸氧）。pH 为 7.46，动脉血氧分压（PaO_2）为 114 mmHg，动脉血二氧化碳分压（$PaCO_2$）为 28 mmHg，HCO_3^- 为 19.9 mmol/L，碱剩余（BE）为 - 2.9 mmol/L，动脉血氧饱和度（SaO_2）为 99%，吸入氧浓度百分比（FiO_2）为 21%。三大常规、肝肾功能、电解质、心肌酶、血糖血脂、凝血功能、C 反应蛋白、红细胞沉降率、输血前检查、血清蛋白电泳均未见明显异常。心电图：窦性心律，正常心电图。

患者于 2020 年 11 月 03 日接受 CT 引导下经皮肺穿刺活检，穿刺 10 次取得鱼肉样细组织 10 条送检，术后无出血、气胸等不适。送检小条肺组织（右下肺组织）内可见异型细胞，结合免疫组化考虑为非典型腺瘤样增生，不能排除更重病变。免疫组化 2028566 - A01#：CK7（+）、CK5/6（-）、Napsin A（+）、p53（-）、p63（-）、SP - B（+）、TTF - 1（+）、Syn（-）、CD56（-）、Ki67（约 1%）。

五、讨论

肺结节的定义：影像学表现为直径不超过 3 cm 的局灶性、类圆形、密度增高的实性或亚实性肺部阴影（图 7-2），可为孤立性或多发性，不伴肺不张、肺门淋巴结肿大和胸腔积液。

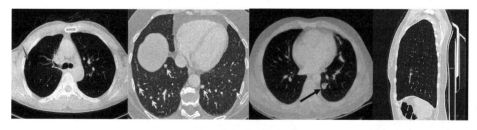

图 7-2 不同肺结节影像

按病灶大小分类：将肺结节中直径小于 5 mm 者定义为微小结节，直径为 5～10 mm 者定义为小结节。按密度分类：①实性肺结节，其病变密度足以掩盖其中走行的血管和支气管影；②亚实性肺结节（包括纯磨玻璃结节和混合磨玻璃结节），所有含磨玻璃密度的肺结节均称为亚实性肺结节；③磨玻璃病变，CT 显示边界清楚或不清楚的肺内密度增高影，但病变密度不足以掩盖其中走行的血管和支气管影。

目前对于 8 mm 磨玻璃结节的建议（中国）。纯磨玻璃结节：①对纯磨玻璃结节直径不超过 5 mm 者建议在 6 个月时随访胸部 CT，随后行胸部 CT 年度随访。②对纯磨玻璃结节直径大于 5 mm 者建议在 3 个月时随访胸部 CT，随后行胸部 CT 年度随访。如果直径超过 10 mm，需非手术活检和（或）手术切除（2C 级）。混合磨玻璃结节：对单个混合磨玻璃结节直径不超过 8 mm 者建议在 3、6、12 和 24 个月时进行 CT 随访，无变化者随后可转为常规年度随访。

目前对于 8 mm 磨玻璃结节的建议（国外）。费莱舍尔学会指南建议：6～12 个月进行 CT 随访，后可改为每 2～5 年。美国胸科医师协会（ACCP）指南建议：大于 5 mm 纯磨玻璃结节患者每年 CT 随访一次，持续至少三年；不超过 8 mm 混合磨玻璃结节患者可在大约 3 个月、12 个月和 24 个月时进行 CT 随访，然后再每年进行 CT 随访，共 1～3 年。美国国家综合癌症网络（NCCN）建议：①不小于 5 mm 的孤立性纯磨玻璃结节患者 3 个月进行 CT 随访，无明显变化可延长至每年 CT 随访；②不超过 8 mm 的孤立性混合磨玻璃结节患者 3 个月、1 年、2 年时进行三次 CT 随访，后可进行 1～3 年的年度随访。

那么，对于此类磨玻璃结节是否需考虑肺穿刺活检？相关研究认为，当磨玻璃结节较小时，结节通常为浸润前（非典型腺瘤性增生、原位腺癌）或微浸润性腺癌，建议随访 CT 至其直径达到 15 mm 或患者年龄达 70 岁及以上。

图 7-3 为 45 岁女性，在 31 个月的随访期间，右上叶磨玻璃结节直径从 8 mm 长至 12 mm。切除活检显示为原位腺癌。

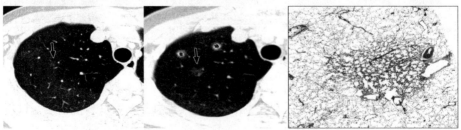

图 7-3　右上叶磨玻璃结节动态变化，确诊腺癌

回顾性分析：①48 例肺腺癌患者，CT 均表现为纯磨玻璃结节，结节的中位大小为 12 mm，83.3%为单发结节。所有患者均未显示任何明显的代谢摄取，最大标准摄取值中位数为 1.2。病理证实所有纵隔淋巴结均为阴性，其中有 20 例为以鳞状为主的腺癌，4 例为以腺泡为主的腺癌，3 例为以乳头状为主的腺癌，3 例被报告为高分化腺癌，经病理证实的中位径为 12 mm。②对 91 例 CT 示纯磨玻璃结节患者进行胸腔镜手术及病理活检，结节平均直径为（8.65±2.34）mm。病理结果：42 例为微浸润性腺癌，16 例为原位腺癌，13 例为浸润性腺癌，8 例为非典型腺瘤性增生，2 例为肺炎性假瘤，1 例为炎症性肉芽肿，9 例为其他良性结节。③对 58 例 CT 示纯磨玻璃结节患者进行手术切除（共计 73 个病灶）。病理结果：47 例为支气管肺泡癌（结节直径范围为 6～28 mm，平均值 13 mm），21 例为以支气管肺泡癌为主的腺癌（结节直径范围为 5～28 mm，平均值 14 mm），5 例为非典型腺瘤样增生（结节直径范围为 3～5 mm，平均值 4 mm）。④对 26 例 CT 示纯磨玻璃结节患者进行手术切除（共计 35 个病灶）。病理结果：10 例（12 个病灶）为支气管肺泡癌（平均直径为 8±4 mm，范围为 4～16 mm），15 例（22 病灶）为非典型腺瘤样增生（平均直径为 6±3 mm，范围为 2～10 mm），1 例（1 个病灶）为局限性瘢痕。

因此，结合国内外文献，纯磨玻璃结节（平均直径 6～8 mm）病理可为非典型腺瘤性增生、原位腺癌等，早期诊断有助于手术切除。目前肺部病变活检手段众多，如经支气管镜活检、经皮穿刺活检、经胸腔镜活检和开胸性活检，选择合适的活检手段至关重要。

我国相关共识：胸部肿瘤经皮肺穿刺活检术是在影像设备引导下完成的活检操作，随着影像技术设备的不断更新，经皮肺穿刺活检术的临床应用范围不断拓展，从最早的病理诊断扩大到组织亚型分类、基因诊断，临床需求日益增多。CT 因具有很高的空间分辨率和密度分辨率，应用广泛，可清晰显示病灶大小、深度以及病灶与肋骨、纵隔、叶间裂和血管的关系，有助于设计安全的穿刺路径，缩短操作和发现并发症的时间，所以成为了经皮肺穿刺活检术优先选择和最常用的引导方式。

适应证：①需明确性质的孤立结节或肿块、多发结节或肿块、肺实变等；

②支气管镜、痰细胞学检查、痰培养无法明确诊断的局灶性肺实变；③怀疑恶性的磨玻璃结节；④已知恶性病变但需明确组织学类型或分子病理学类型（再程活检）；⑤疾病进展或复发后局部组织学或分子病理学类型再评估（再程活检）；⑥其他，如支气管镜检活检失败或阴性的肺门肿块、未确诊的纵隔肿块、怀疑恶性的纵隔淋巴结等。

禁忌证：绝对禁忌证包括严重心肺功能不全（如严重肺动脉高压）、不可纠正的凝血功能障碍。相对禁忌证包括解剖学或功能上的孤立肺、穿刺路径上有明显的感染性病变、肺大疱、慢性阻塞性肺疾病、肺气肿、肺纤维化、机械通气（呼吸机）。

相关研究（回顾性分析 109 例直径不超过 20 mm 的肺小结节）：CT 引导下肺实性结节、纯磨玻璃结节及混合磨玻璃结节诊断率分别为 91.7%、69.6% 及 88.9%；病灶大小为 5～10 mm 穿刺诊断率为 70.6%，病灶大小 10～20 mm 穿刺诊断率为 83.7%，两者比较，差异无统计学意义（$P > 0.05$）。

六、总结

（1）本病例表现为右肺下叶背段纯磨玻璃结节（8 mm），纤维支气管镜下难以探及活检，选择 CT 下引导穿刺，取材成功。

（2）磨玻璃结节的良恶性鉴别诊断一直是临床上的难题，尤其是一些直径不超过 8 mm 且无明显恶性 CT 征象的磨玻璃结节。

（3）结合国内外相关共识、研究及本病历，发现对于此类磨玻璃结节进行 CT 引导下肺穿刺活检更具有可行性，可协助患者早期诊断干预。

（彭书玲）

第二节 病例 2 分享

一、病例介绍

患者刘某某，女，46 岁，以发现右中下肺阴影 6 天为主诉入院。患者自诉 6 天前因头晕、伴昏沉感在怀化市第二人民医院靖州分院住院期间行肺部 CT 检查发现右中下肺阴影，无咳嗽、咳痰，无畏寒发热，无低热盗汗等不适，行纤维支气管镜检查提示右肺主支气管黏膜可见片状瘢痕组织，可见一小瘘口，未见溃疡及新生物。为求进一步诊治，遂来我院。起病以来，患者精神、食欲、睡眠尚可，大小便正常，体重无明显变化。

既往史：否认流行病史，2019 年 1 月发现肺结核，予以异烟肼、利福平、吡嗪酰胺治疗，2019 年 7 月自行停药。否认输血史，否认食物、药物过敏史。个人史：否认吸烟、饮酒史。

体格检查：体温 36.5 ℃，脉搏每分钟 92 次，呼吸每分钟 20 次，血压 111/67 mmHg，血氧饱和度 97%，未吸氧。神志清楚，全身浅表淋巴结未触及肿大。胸廓无畸形，双侧呼吸动度对称，右侧语颤减弱。双肺叩诊清音，右肺呼吸音低，左肺呼吸音清晰，未闻及干湿性啰音和胸膜摩擦音。心界无扩大，心率每分钟 92 次，律齐。腹部平软，无压痛及腹肌紧张，肝、脾肋下未触及，无叩击痛，无杵状指（趾），双下肢无浮肿。

辅助检查：怀化市第二人民医院靖州分院 2020 年 10 月 12 日胸部 CT 显示右中下肺阴影，考虑为肺结核，病灶较之前有所吸收。纤维支气管镜检查：右肺主支气管黏膜可见片状瘢痕组织，可见一小瘘口，未见溃疡及新生物。

入院后完善相关检查：三大常规、肝肾功能、电解质、心肌酶、血糖血脂、凝血功能、C 反应蛋白、红细胞沉降率、血小板压积（PCT）、甲状腺功能、输血前检查、痰涂片、痰培养、痰抗酸杆菌检测均未见明显异常。肿瘤标志物：糖类抗原 199，78.37 U/mL。心电图：窦性心律，心电图正常。2020 年 10 月 21 日胸部增强 CT：右肺中叶软组织灶（55 mm×38 mm×46 mm），性质待定，考虑占位性病变；中央型肺癌并右中肺不张，右肺下叶支气管不均匀狭窄及右下肺部分不张，性质待定，建议进一步检查，见图7-4。

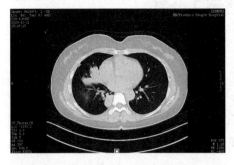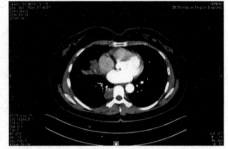

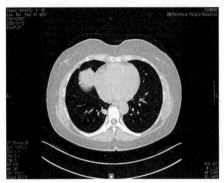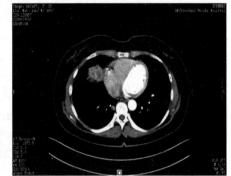

图 7-4　2020 年 10 月 21 日胸部增强 CT

二、初步诊断

该患者目前诊断：右中下肺阴影查因为肺结核，其他待排。

三、病情总结

该患者为中年女性，无吸烟史；发现右中下肺阴影 6 天入院；心肺腹体查未见明显异常；肺部 CT 提示右中下肺阴影；纤维支气管镜检查提示右肺主支气管黏膜可见片状瘢痕组织。

四、明确诊断

该患者有头晕，伴昏沉感，无咳嗽、咳痰，无畏寒发热，无低热盗汗等不适，结合既往病史、医院检查结果，临床考虑肺结核，拟完善肺组织活检明确诊断。

2020 年 10 月 22 日行纤维支气管镜检查：①右中间支气管开口重度狭窄（支气管镜未能通过，远端未能窥及）；②右中间经支气管镜球囊扩张术后（肺泡灌洗液），可见支气管柱状上皮细胞、鳞状上皮细胞、吞噬细胞及炎症细胞，未见癌细胞。

2020 年 10 月 26 日行 CT 引导下经皮肺穿刺活检术，穿刺 4 次取得鱼肉样细组织 4 条送检，术后患者无出血、气胸等不适。术后病理结果回报：（右肺组织）送检穿刺组织可见干酪样坏死、上皮样细胞及多核巨细胞，周围伴慢性炎症细胞浸润，结合临床，符合肺结核改变，具体见图 7-5。

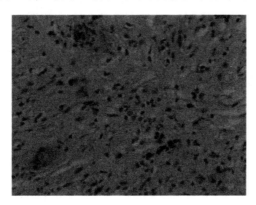

图 7-5　2020 年 10 月 26 日患者经皮肺穿刺病理镜下图

五、讨论

《成人诊断性可弯曲支气管镜检查术应用指南（2019 年版）》认为，对于任何原因引起的单侧肺、肺叶或肺段不张，均建议行支气管镜检查术以明确诊断（推荐等级 D），但本例患者因右中间支气管开口重度狭窄导致支气管镜未能通过，远端未能窥及。为了明确诊断，排除禁忌证后对该患者行 CT 引导下经皮肺穿刺活检术。

CT 引导下经皮肺穿刺活检术可精确地确定进针点、角度和深度，避免损伤血管、神经及与病变相邻的重要结构，提高活检的精确度和安全系数。穿刺活检正确率为 74%～95%；最常见的并发症为气胸，发生率平均为 37%。

国内多项研究均表明 CT 引导下经皮肺穿刺活检术是一种安全有效的诊断方式。李（Lee）等人的研究发现，在共计 1153 例 CT 引导下经皮肺穿刺活检术中，技术上成功 1148 例（99.6%），其中恶性 766 例（66.4%），良性 323 例（28.0%），不明原因 59 例（5.1%）；并发症包括气胸 196 例（17.0%），咯血 80 例（6.9%），可证明 CT 引导下经皮肺穿刺活检术是诊断肺部病变的一种安全、准确的方法。另一项回顾性研究发现，CT 引导下经皮肺穿刺活检术对实变的诊断准确率为 83%，诊断恶性肿瘤的敏感性和特异性分别为 95% 和 100%，诊断感染的敏感性为 100%，这证明 CT 引导下经皮肺穿刺活检术可以安全有效地评估肺实变。

面对不明原因的肺部病变时，如何选择更为合适的诊断方式值得我们探讨。CT 引导下经皮肺穿刺活检术能有效弥补纤维支气管镜的不足：由于病变的多样性及假阴性现象，纤维支气管检查已经无法满足诊断需要，而在其基础上采用 CT 引导下经皮肺穿刺活检术检验出阳性结果的概率更高，且安全可靠，值得广泛推广。多项研究均发现 CT 引导下经皮肺穿刺活检术较纤维支气管镜检查的诊断率更高，但是个别患者的预期诊断准确性和并发症率可能因具体复杂的临床放射学因素而有所不同，仍需进一步研究，以便临床医师在临床放射学特征的基础上准确评估个体患者的预期诊断准确性和并发症发生率。CT 引导下经皮肺穿刺活检术与纤维支气管镜检查均为诊断肺部病变的有效方法，且各有其优缺点。两者诊断阳性率大致相仿，但 CT 引导下经皮肺穿刺活检术并发症的发生率不可忽视，纤维支气管镜下活检也存在部分病变管镜难以进入，无法取得病变组织的情况，故需要结合临床，具体问题具体分析。

六、总结

通过结合国内外相关研究及本病例，对于肺部病变，在充分评估适应证及禁忌证后，可采取 CT 引导下经皮肺穿刺活检术协助精准诊疗。

本例患者既往有肺结核病史，自行停药；因发现肺部病变入院，增强 CT 提示考虑占位性病变；行纤维支气管镜检查发现右中间支气管开口重度狭窄，支气管镜未能通过，远端未能窥及，故无法取得病变组织；遂行 CT 引导下肺穿刺活检术，病理符合肺结核改变，最终明确诊断。

（彭优）

第三节 病例 3 分享

一、病例介绍

患者王某，女，72 岁，以反复咳嗽、咳痰 7 年，加重 1 周为主诉入院，患者 7 年来反复出现咳嗽、咳痰症状，咳嗽为阵发性，咳白色泡沫痰，无发热、寒战、气促、痰中带血，无盗汗、消瘦，无胸闷、胸痛，未重视，未治疗。3 个月前，患者在外院复查类风湿性关节炎时行胸部 CT 示右上肺团块状密度影，考虑慢性炎症可能性大，双肺多发感染性病变，双侧腋窝见多发大淋巴结，并于外院行抗感染治疗。2020 年 11 月 4 日外院复查胸部 CT 示右上叶前段结节状高密度影，性质待查。1 周前，患者无明显诱因咳嗽、咳痰再发，次数及程度较前加重，夜间明显，无法入睡，咳黄色脓痰，伴气促、畏寒，偶头晕、胸闷，以右肺结节查因收治，自发病来，体重无明显变化。

既往史：否认流行病学史。有类风湿性关节炎 5 年，否认肝炎、结核、伤寒、疟疾病史，否认高血压、糖尿病、脑血管疾病、精神疾病史，无手术史、外伤史，无输血史，否认食物、药物过敏史。个人史：无吸烟、饮酒史，否认毒物接触史，否认肿瘤疾病家族史。

体格检查：体温 36.7 ℃，脉搏每分钟 96 次，呼吸每分钟 20 次，血压为 139/79 mmHg，血氧饱和度为 94%。腋窝可扪及散在肿大淋巴结。双肺呼吸音清晰，可闻及散在湿啰音。心率每分钟 96 次，律齐，心音未见异常，心脏杂音。腹平坦，腹壁软，全腹无压痛，无肌紧张及反跳痛，肠鸣音未见异常，双下肢无水肿。

辅助检查:2020 年 7 月 16 日湖南省某三甲医院检查显示,类风湿因子 IgG 大于 300 U/mL,IgM 大于 300 U/mL,IgA 大于 300 U/mL;胸部增强 CT 示右上肺团块状密度影,考虑慢性炎症可能性大于肿瘤,双肺多发感染性病变,双侧腋窝见多发大淋巴结,可能与类风湿有关;左心室增大,甲状腺多发病变,性质待定,右侧颈内静脉偏宽。2020 年 11 月 4 日湖南省某三甲医院复查胸部 CT:右上叶前段结节状高密度影,性质待查;双肺感染,双侧腋窝多发大小不等的淋巴结,原因待查。

入院后完善相关检查:血常规:白细胞(WBC)为 7.41(×10⁹/L),中性粒细胞百分比(N%)为 85.2%,淋巴细胞百分比(L%)为 7.6%,HGB 为 112(g/L),磷脂转运蛋白(PLT)为 174(×10⁹/L)。心肌酶:肌酸激酶(CK)为 212.7(U/L),心肌肌钙蛋白 I 为 0.013(ng/mL)。凝血功能:空腹血糖为 4.03g/L,D-二聚体为 0.81mg/L,红细胞沉降率为 51 mm/h,C 反应蛋白为 47.60 mg/L。风湿、免疫+狼疮:免疫球蛋白 M 为 3.19 g/L,类风湿因子为 3400.0 IU/mL,不典型抗中性粒细胞核周抗体弱阳性。血气分析、肝肾功能、甲状腺功能、输血前四项、血糖、血脂、电解质、多肿瘤标志物、大小便常规、痰抗酸杆菌检测均无明显异常。心电图:窦性心律,左前支传导阻滞,T 波低平。2020 年 11 月 8 日胸部高分辨增强 CT(图 7-6)显示右上肺实性结节,性质待定。暂考虑感染性病变可能性大,不排除肿瘤,建议治疗后复查,双肺多发炎症。

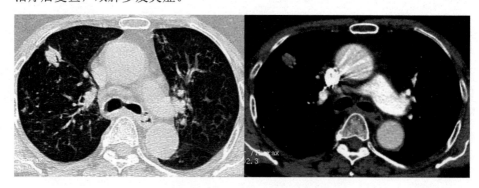

图 7-6　胸部 CT:右上肺实性结节

二、初步诊断

该患者目前诊断：①右上肺结节，性质待查，可能为肿瘤、结核；②腋窝淋巴结肿大，性质待查；③类风湿性关节炎。

三、病情总结

该患者为老年女性，无烟酒嗜好，反复咳嗽、咳痰 7 年，加重 1 周，双肺呼吸音清晰，双肺可闻及散在湿啰音。胸部 CT 显示右上肺实性结节，予以抗感染治疗后复查 CT，无明显变化。

四、明确诊断

结合《肺结节诊治中国专家共识（2018 年版）》，考虑该患者右上肺结节恶性程度高，为了明确诊断，排除禁忌证后，于 2020 年 11 月 9 日对该患者行 CT 引导下经皮肺穿刺活检术。手术过程顺利，穿刺成功，标本取材较好，予以送检。

术后病理结果：右上肺叶穿刺组织内可见腺泡上皮细胞呈贴壁状生长，局部排列成腺管结构。免疫组化：CK7（＋）、TTF-1（＋）、Napsin A（＋）、CK5/6（－）、p53（弱+）、p63（－）、SP-B（＋）、IgG4（－）、Ki67（约 5%）。结合免疫组化及临床信息考虑肺腺癌，病理切片图像见图 7-7。

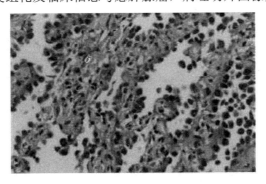

图 7-7　右上肺叶穿刺组织病理结果：肺腺癌

五、讨论

肺结节定义与分类：影像学表现为直径不超过 3 cm 的局灶性、类圆形、密度增高的实性或亚实性肺部阴影，可为孤立性或多发性，不伴肺不张、肺门淋巴结肿大和胸腔积液。根据该患者 CT，判断为右上肺孤立性 15 mm 实性结节。

该患者右上肺结节需与炎症、结核、血管瘤等良性疾病和恶性肿瘤相鉴别。

（一）非特异性炎症

炎症不一定都是感染引起的，因为肺部与大气相通，难免会有雾霾吸入肺里引发反应。发现肺部结节后，临床上建议一定要有一段观察时间，以防与炎性疾病相混淆，相关指南推荐观察 3 个月，3 个月后 CT 随访结节变化，若结节消失则无须担心，具体见图 7-8。

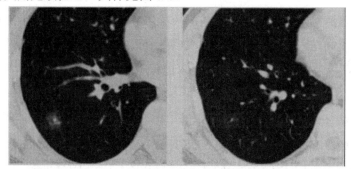

图 7-8　炎性结节，动态观察 3 个月后结节已经大部分吸收

（二）病原体感染

病原体感染包括肺曲菌病、肺隐球菌病。肺曲霉菌病可表现为单发或多发的结节或肿块，边缘模糊，有的聚集成簇，感染早期可见胸膜下密度增高的结节影，病灶周围可出现晕征，发病 10 天后，肺实变区出现液化性坏死，可见空腔阴影或空气新月征。肺隐球菌病可以在相对健康的人群中发生，肺泡腔部分被隐球菌和炎症细胞占据，病情逐渐发展，病灶转为实性结节，隐球菌抗原检查可以提供鉴别依据。

（三）肺结核球

肺结核球常见于年轻患者，多无症状，病灶多位于肺上叶尖后段和下叶背段，病灶形态不规则，边缘较清晰，密度高，可有包膜，有时含钙化点，周围有纤维结节状病灶，多年不变（图7-9）。病理上为纤维组织包裹的干酪灶。

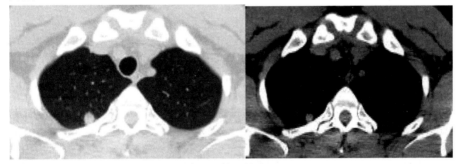

图 7-9　肺结核球 CT

（四）肺门淋巴结结核

肺门淋巴结结核易与中央型肺癌相混淆，多见于儿童、青年，有发热、盗汗等结核中毒症状，结核菌素试验常呈阳性，抗结核治疗有效。

（五）急性粟粒性肺结核

急性粟粒性肺结核发病年龄较小，患者有发热、盗汗等全身中毒症状，影像表现为细小、分布均匀、密度较淡的粟粒样结节病灶。

（六）血管瘤

血管瘤多表现为圆形或轻度分叶的致密影，主要位于肺门附近的肺内带，增强扫描时病变区强化明显，供应动脉及引流静脉更加清晰。对于结节患者，如果要用侵入性的检查手段，为了避免活检大出血，建议做增强CT规避风险。

（七）腺癌

两肺多有大小不等的结节状播散病灶，边界清楚，密度较高，进行性发展和增大。演变过程为不典型腺瘤样增生—原位癌—微浸润性腺癌—浸润性腺癌。

（八）鳞癌

鳞癌也可以出现结节，多见为中心型，也可表现为周围型，且容易出现小的空洞。肺鳞癌多为单个实性结节或肿块，可见分叶、毛刺、空洞、支气管充气征、血管集束征、胸膜牵拉征，具体见图7-10。

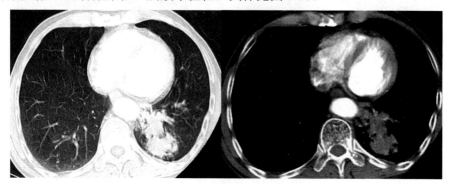

图 7-10　肺鳞癌 CT

六、总结

本例患者为老年女性，病灶位于右肺上叶，大小约 2 cm，近胸膜，经抗感染治疗 3 个月复查示病变仍未吸收，考虑恶性肿瘤可能性大，优先考虑行 CT 引导下经皮肺穿刺活检术，术后病理结果证实为肺腺癌。总之，经皮肺穿刺活检术为肺内周边型病变的诊断提供了新的途径，是对肺内周边型病变诊断方法的有利补充，具有较高的诊断价值，有利于肺部良恶性病变鉴别诊断，但在检查过程中需规范操作、细心谨慎，警惕感染性并发症、严重气胸及大出血的发生，积极采取措施治疗并发症。

（倪嘉敏）

第四节　病例4分享

一、病例介绍

患者李某某，男，63 岁，以咳嗽、咳痰伴右侧胸痛 1 个月为主诉入院。患者自诉于 1 个月前无明显诱因出现阵发性咳嗽、咳痰，咳淡黄色黏液痰，量不多，痰中偶带血丝，伴有右侧胸痛，向肩背部放射。快走及爬楼梯时有气促，休息可缓解，偶感恶心、呕吐、头痛、头晕。患者曾就诊于云南某自治州中医医院，予以抗感染、止咳化痰等对症支持治疗后，患者自觉症状无明显好转，为求进一步诊治，于 2020 年 10 月 23 日入院，门诊以肺占位收治。自此次起病以来，患者食欲、睡眠欠佳，精神一般，大小便正常。近半年来体重下降 2 kg。

既往史：否认流行病史，有急性梗阻性化脓性胆管炎（AOSC）、胆总管下段结石、肝硬化、脾大、慢性十二指肠溃疡病史，分别于 2014 年、2019 年行胆道探查取石+T 管引流术及胆探+胆肠内引流术。有血吸虫病史，自诉已治愈。否认输血史，否认食物、药物过敏史。个人史：否认吸烟史，有 30 余年饮酒史，少量饮酒。

体格检查：体温 36.3 ℃，脉搏每分钟 88 次，呼吸每分钟 22 次，血压 138/89 mmHg，血氧饱和度为 97%，未吸氧。神清，慢性病容，全身浅表淋巴结未触及肿大。胸廓无畸形，双侧呼吸动度对称，语颤无增强，双肺叩诊清音，右肺呼吸音低，左肺呼吸音清晰，双肺可闻及少量湿性啰音，未闻及胸膜摩擦音。心界无扩大，心率每分钟 88 次，律齐，无杂音。腹部平软，全腹无压痛、反跳痛及腹肌紧张，肝、脾触诊欠佳，肠鸣音正常，无杵状指（趾）。双下肢无浮肿。

辅助检查：云南省某自治州中医医院 2020 年 10 月 10 日胸部增强 CT 显示右肺上叶肺脓肿伴周围感染，病灶局部累及中上纵隔，建议治疗后复查；右侧胸腔少许积液。2020 年 10 月 12 日活检菌素试验判读弱阳性。云南省某自治州中医医院 2020 年 10 月 16 日支气管镜显示右肺上叶前段支气管肿瘤浸润，开口闭塞；气管、左支气管、右肺上叶尖后段、右肺中下叶支气管（1～4 级）通畅，黏膜未见异常。2020 年 10 月 19 日肺泡灌洗液细胞病理学：右肺上叶肺泡灌洗液内查见少量纤毛柱状上皮细胞及少量以中性粒细胞为主的炎症细胞，未查见确切的肿瘤细胞。

入院后完善相关检查：血气分析：pH 为 7.48，$PaCO_2$ 为 40 mmHg，PaO_2 为 82 mmHg，HCO_3^- 为 25.8 mmol/L，BE 为 3.6 mmol/L，血氧饱和度为 95%，吸入氧浓度为 21%。血常规：WBC 为 $5.99×10^9$/L，N% 为 71.5%，L% 为 18.2%，HGB 为 120 g/L，PLT 为 $243×10^9$/L。电解质：钾为 3.34 mmol/L，余正常。血沉为 36（mm/h）；C 反应蛋白为 34.90 mg/L；降钙素原未见异常。多肿瘤标志物 12 项：糖类抗原 125 为 107.91 U/mL，细胞角蛋白 19 片段为 15.58 ng/mL，余未见明显异常。大小便常规、大便隐血、肝肾功能、凝血功能、心肌酶、血糖、血脂、甲状腺功能三项、输血前检查四项均未见明显异常。甲、乙型流感病毒抗原均为阴性。痰细菌涂片：白细胞 10～25/LP，鳞状上皮细胞高于 25/LP，白细胞外可见较多革兰氏阴性杆菌，较多革兰氏阳性球菌，真菌涂片镜检未找到真菌。

血寄生虫全套：日本血吸虫 IgG 抗体为阳性（+）；猪囊尾蚴 IgG 抗体为阳性（+）；裂头蚴 IgG 抗体为阳性（+）。2020 年 10 月 25 日胸部增强 CT 显示右肺上叶前段软组织密度灶（大小约 90 mm×68 mm），考虑肺癌伴右肺动脉干受累，纵隔及右肺门淋巴结增大，考虑转移瘤。右肺上叶尖后段多发纤维硬化灶，不排除转移瘤。右肺中叶内段肺炎并部分实变。右侧胸腔少量积液，具体见图 7-11。

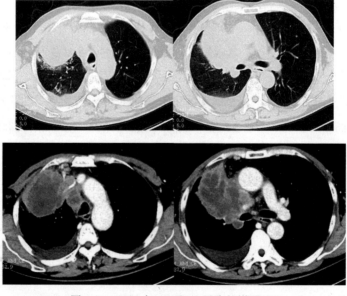

图 7-11　2020 年 10 月 25 日胸部增强 CT

二、初步诊断

该患者目前诊断：①右肺病变性质待查，可能为肺癌、肺结核、炎症，或其他；②右侧胸腔少量积液；③肝右叶肝内胆管扩张；④肝硬化脾大。

三、病情总结

该患者为老年男性，无吸烟史；肺部体查右肺呼吸音低，双肺可闻及少许湿性啰音；胸部增强 CT 提示右肺上叶肺脓肿伴周围感染，以及右肺上叶前段软组织密度影，考虑为肺癌；支气管镜检查提示右肺上叶前段支气管肿瘤浸润，开口闭塞；肺泡灌洗液细胞病理学未找到肿瘤依据。

四、明确诊断

该患者有咳嗽、痰中带血等临床表现，肺部局灶病灶直径大于 3 cm，抗感染治疗后病灶未见明显吸收，结合支气管镜检查及胸部增强 CT 结果，临床高度考虑肺癌，肺泡灌洗液细胞病理学未见肿瘤依据，根据《中华医学会肺癌临床诊疗指南（2019 年版）》，建议完善肺组织活检。

CT 引导下经皮肺穿刺活检术：2020 年 10 月 28 日行 CT 引导下经皮肺穿刺活检术，术中取材满意，患者术后无咯血、气促等不适。术后病理结果回报：右肺组织活检，结果提示为分化差的癌，结合免疫组化考虑低分化鳞状细胞癌。免疫组化：CK7（－）、TTF-1（－）、Napsin A（－）、Syn（－）、CgA（－）、CD56（－）、CK5/6（＋）、p40（＋）、Ki67（＋，60%）、CD99（＋）、CK（pan）（＋）、Vimentin（－），经皮肺穿刺病理镜下图见图 7-12。

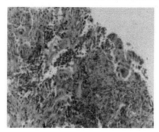

图 7-12　患者 2020 年 10 月 28 日经皮肺穿刺病理镜下图

EBUS-TBLB+超声支气管镜淋巴结活检术（EBUS-TBNA）：2020 年 10 月 29 日患者行 EBUS-TBLB+EBUS-TBNA。检查结论：右侧支气管黏膜改变并多处管腔狭窄，考虑为肺癌；上叶前段支气管行 EBUS-TBLB 术后，病理结果回报：①右肺上叶前段钳夹物黏膜慢性炎，伴凝固性坏死，考虑肿瘤性坏死。②4R 组淋巴结穿刺凝固性坏死物，其中见异型细胞巢，符合转移性鳞状细胞癌。10R 组淋巴结穿刺凝固性坏死物，其中见异型细胞巢，符合转移性鳞状细胞癌。③4R 组淋巴结活检术（TBNA）液基制片及涂片可见较多红染无结构物及少量异型细胞，考虑鳞状细胞癌；10R 组淋巴结 TBNA 液基制片及涂片可见较多红染无结构物及少量异型细胞，考虑鳞状细胞癌。④肺泡灌洗液液基制片可见鳞状上皮细胞、纤毛柱状上皮细胞、吞噬细胞及炎细胞，其中可见少量异型细胞，可疑癌，具体见图 7-13。

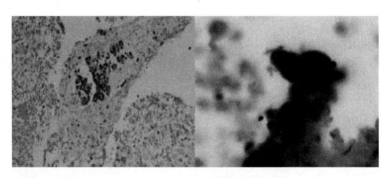

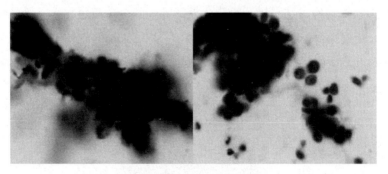

图 7-13　2020 年 10 月 29 日支气管镜病理镜下图

五、讨论

CT 引导下经皮肺穿刺活检术适应证与禁忌证。

适应证：需明确性质的孤立结节或肿块、多发结节或肿块、肺实变等；支气管镜、痰细胞学检查、痰培养无法明确诊断的局灶肺实变；怀疑恶性的磨玻璃结节；已知恶性病变但需明确组织学类型或分子病理学类型；疾病进展、复发后局部组织学或分子病理学类型再评估；其他，如支气管镜活检失败或阴性的肺门肿块、未确诊的纵隔肿块、怀疑恶性的纵隔淋巴结等。

禁忌证：①绝对禁忌证：严重心肺功能不全（如严重肺动脉高压）；不可纠正的凝血功能障碍。②相对禁忌证：解剖学或功能上的孤立肺；穿刺路径上有明显的感染性病变；肺大疱、慢性阻塞性肺疾病、肺气肿、肺纤维化；机械通气（呼吸机）。

CT 引导下经皮肺穿刺活检术并发症：国内外多项回顾性研究及病例对照研究指出，其主要并发症为气胸和出血（咯血），空气栓塞、肿瘤及结核种植转移罕见。

CT 引导下经皮肺穿刺活检术对肺小结节的诊断价值：一项回顾性单中心研究纳入 170 例小于 2 cm 的肺小结节并予以 CT 引导下经皮肺穿刺活检术，结果共有 156 例得到明确诊断，总体诊断准确率为 92.3%，病灶越大，整体精确度越高（OR=1.30，p=0.007）。小结节（小于 2 cm）的诊断是一个技术挑战，CT 引导下经皮肺穿刺活检术是一种很好的诊断方式，准确率高。

CT 引导下经皮肺穿刺活检术对于肺部恶性肿瘤诊断价值较高，且安全有效。在疑似肺部感染的患者中，30%～40%经 CT 引导下经皮穿刺肺活检术后发现了病原体或影响了治疗，且对疑似肺部感染的患者行 CT 引导下经皮肺穿刺活检术，并发症的发生率相对较低，可见，CT 引导下经皮肺穿刺活检术对疑似肺部感染患者的诊治也具有一定意义。此外，一项回顾性研究纳入肺周围型病变患者 218 例，并根据检查方案的不同分为 A 组（116 例）和 B 组（102 例），然后分别行 CT 引导下经皮肺穿刺活检术和 EBUS-TBLB，比较两组患者的诊断阳性率和术后并发症发生率，分析相关影响因素。该研究发现，在肺周围型病变的诊断中，CT 引导下经皮肺穿刺活检术较 EBUS-TBLB 效果更佳，尽管可能增加术后并发症的发生风险，但未见严重并发症。

六、总结

CT 引导下经皮肺穿刺活检术已广泛应用于多种肺部病变的诊断，是一项相对安全、成熟的技术，对于周围型肺部病变具有高检出率。虽然相对于 EBUS-TBLB，CT 引导下经皮肺穿刺活检术更具自身独特优势，但也不能忽略其可能引发的一些并发症，临床上需要根据患者的个体情况（病变大小、病变部位及患者经济情况等）选择合适的肺活检方式，必要时可双管齐下，以增加阳性检出率。

本例患者临床高度考虑肺癌。病灶大、近胸膜，优先考虑行 CT 引导下经皮肺穿刺活检术，但由于肺泡灌洗液细胞病理学未见肿瘤依据，为增加阳性检出率及评估淋巴结转移情况，予以第二天再次行 EBUS-TBLB+EBUS-TBNA，术后病理结果证实为右肺低分化鳞癌伴 4R 及 10R 组淋巴结转移，两者相辅相成，确诊肺癌，精确分期，精确治疗。

（欧阳雯）

第五节　病例 5 分享

一、病例介绍

患者易某，女，54 岁，以体检发现左上肺阴影 22 天为主诉入院。患者 22 天前行健康体检时发现左上肺阴影，无咳嗽、咳痰，无胸闷气促，无畏寒发热，现为明确阴影性质，要求住院治疗，门诊以左上肺占位收治，起病以来，患者精神、食欲、睡眠、大小便均正常，体重无明显减轻。

既往史：患者有高血压病史 5 年，血压最高 150/90 mmHg，口服非洛地平降压，血压控制不详。否认肝炎、结核、疟疾病史，否认心脏病史，否认糖尿病、脑血管疾病、精神疾病史，否认手术、外伤、输血史，否认食物、药物过敏史，预防接种史不详。过敏史、个人史、家族史无特殊。

体格检查：体温为 36.5 ℃，脉搏每分钟 82 次，呼吸每分钟 20 次，血压 133/88 mmHg；胸廓无畸形，双侧呼吸动度对称，语颤无增强，双肺叩诊清音，双肺呼吸音清晰，未闻及干湿性啰音和胸膜摩擦音。心前区无隆起，心尖冲动位于第五肋间左锁骨中线内 0.5 cm，未触及震颤，心界无扩大，心率每分钟 82 次，律齐，心音正常，各瓣膜听诊区未闻及病理性杂音。

辅助检查：2020 年当地医院胸部 CT 显示双肺散发小结节，左肺上叶前段实性结节，考虑 LU-RADS 4a 类；多肿瘤标志物显示糖类抗原 199 为 52.77 U/mL。

入院后完善相关检查：血常规：N%74.0%；血脂：总胆固醇为 6.16 mmol/L，脂蛋白为 1564.3 mg/L；心电图显示窦性心律伴窦性心律不齐，部分导联 ST 段轻度下移；凝血功能、肾功能、电解质、心肌酶、输血前常规、尿常规、粪便常规、C 反应蛋白、血沉、甲状腺功能、肝功能、血糖、肺炎支原体 IgG+IgM、肺炎衣原体 IgG+IgM、肿瘤标志物、隐球菌荚膜抗原检测、β-D 葡聚糖试验、半乳甘露聚糖抗原试验均未见明显异常。胸部增强 CT 显示左肺上叶可见一大小约 21 mm×20 mm 的结节状稍高密度影，密度不均匀，边界模糊，可见胸膜牵拉征，增强扫描可见明显强化。双肺纹理分布正常，支气管血管束比例未见异常，双侧气道通畅。纵隔内未见肿大淋巴结影。未见胸腔积液。患者胸部 CT 见图 7-14。

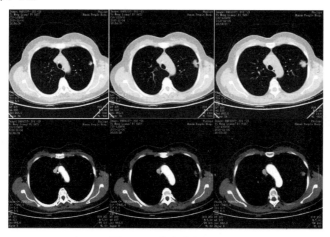

图 7-14　患者胸部 CT

二、初步诊断

该患者目前诊断：①左肺上叶结节查因考虑为肿瘤、结核或其他；②高血压病 1 级（低危）；③高胆固醇血症。

三、病情总结

患者为中年女性，无吸烟史，既往无咳嗽、咳痰、咯血等症状。体检胸部 CT 发现左肺上叶结节，考虑为 LU-RADS 4a 类。体查胸、肺、腹未见明显异常。

四、明确诊断

结合《肺结节诊治中国专家共识（2018 年版）》，考虑该患者左上肺结节恶性程度高，为了明确诊断，排除禁忌证后予以纤维支气管镜及 CT 引导下肺穿刺活检术。

（一）电子纤维支气管镜检查

气管黏膜光整，管腔通畅，隆突锐利；右侧 1～4 级支气管黏膜光整，管腔通畅，未见出血、狭窄及新生物。左上叶支气管黏膜充血，左舌叶上舌段、左固有支尖后段可见少许血凝块附着，以左舌叶上舌段为主，吸取后未见新发出血及新生物，管腔通畅，余左侧支气管未见异常。根据肺部 CT 于左上叶尖段行超声支气管镜探查，LB1+2aⅡβyy 支可探及异常声像，予以钳夹活检，标本送病理学，于左上叶、左下叶行诊断性灌洗（共计 6 段），标本送抗酸染色、病理细胞学。如图 7-15，肺泡灌洗液液基制片可见鳞状上皮细胞、纤毛柱状上皮细胞、吞噬细胞及炎症细胞，未见癌细胞。

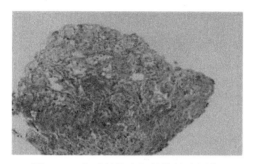

图 7-15　电子纤维支气管镜检查图像

（二）CT 引导下经皮肺穿刺活检术

行 CT 引导下经皮肺穿刺活检术，术中取材满意，患者术后无咯血、气促等不适。术后病理结果回报：左上肺组织穿刺活检小组织，浸润性肺腺癌，以腺泡状生长模式为主，具体见图 7-16。免疫组化 2028897-A01#包括 ALK（D5F3）（－）、ALK（N）（－）、CK7（＋）、Ki67（＋，8%）、TTF-1（＋）、p40（－）、p63（－）、Napsin A（＋）、SP-B（＋）、Syn（－）。

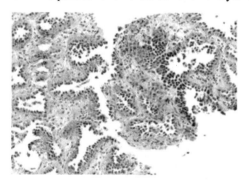

图 7-16　CT 引导下经皮肺穿刺活检小组织图像

五、讨论

（一）为何不同检查方式结果差异大？（本病例特点）

纤维支气管镜对周围型结节病灶以及支气管腔外病变敏感性明显下降，而胸腔镜对技术要求较高，且损伤大、风险高，甚至有引起死亡的报道。经皮肺穿刺活检术操作简便、损伤小,对肺部结节或肿块尤其是外周型结节有很好的敏感性。CT引导下经皮肺穿刺活检术不仅可以清楚地显示肺内病变的大小、外形、位置,准确展现病变与周围组织的空间关系,精准定位,还可以随时监测穿刺针的具体位置和进针方向,因此其不仅成功率高,而且也较为安全,目前已经逐渐成为胸部结节病变诊断和鉴别诊断的重要手段(见表7-1)。

表7-1 CT引导下经皮肺穿刺活检术各型对比

	中央型	周围型	弥漫型
比例	60%~70%	30%~40%	2%~5%
发生部位	气管、支气管	肺段或远端支气管	末梢肺组织
肿块部位	肺门	靠近肺膜的周边肺组织	肺泡管、肺泡
肉眼	结节状肿物,向支气管腔内和肺组织内浸润性增长	孤立的结节状肿物	粟粒状多发性结节布满病变性肺组织,与肺炎及肺的转移癌易混淆
镜下	鳞癌多见	腺癌多见	细支气管肺泡癌

在既往研究中存在纤维支气管镜镜检阴性结果的情况,这些被分类为阴性的结果用其他技术检测时却是阳性,如外科手术、淋巴结活检或经胸廓穿刺等。在我们的研究中,钳检及刷检为阴性的病例,以腺癌居多,可能有以下原因。

(1)腺癌病灶多位于外周,钳夹或刷片难以到达病变部位。

(2)支气管被病灶从外周压迫,纤维支气管镜下呈压迫型改变,这样经支气管活组织检查获得典型癌变组织的机会就小了。此外,有研究发现,对于黏液腺癌,纤维支气管活组织检查标本中可能含较少黏液,缺少异形型癌细胞,导致腺癌更难被诊断。

(3)外周型肺癌距离气管较远,无法通过纤维支气管镜进行活检,因此临床多通过CT扫描定位,根据扫描线路进行体表标记。CT计算机标尺可以计算出肿瘤的大小以及与体表定位皮肤的距离、角度,模拟进针线路图,引导进针方向,如垂直CT离肿物3 cm,可以在CT引导下进针3 cm,准确穿刺目标组织。通常CT引导下经皮肺穿刺活检术可以精确到0.5 cm大小的肿物,这项活检技术成功率高,并发症少而轻,对胸部占位性病的定性诊断具有重要的临床意义。

(二)病情变化

肺结节在随访中有以下变化时,多考虑为恶性肿瘤:①直径增大、倍增时间符合肿瘤生长规律；②病灶稳定或增大，并出现实性成分；③病灶缩小，但出现实性成分或实性成分增加；④血管生成符合肺癌规律；⑤出现分叶、毛刺和胸膜凹陷征，具体见图7-17。

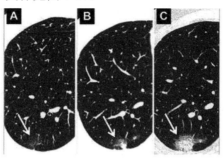

图7-17　随访过程中病灶由纯磨玻璃结节进展为混合磨玻璃结节

六、病例结论

（1）该病例为单发的大小约 21 mm×20 mm 的亚实性结节（根据国内共识及 NCCN 肺癌筛查指南可考虑活检）。

（2）纤维支气管镜未发现病变的肺周围型病灶，但有边界模糊且可见胸膜牵拉征的恶性征象。

（3）综合以上对患者行经皮肺穿刺活检术，最终病理学确诊肺腺癌。

（陆嘉欣）

第六节　病例 6 分享

一、病例介绍

患者戴某，男，67 岁，以反复咳嗽、咳痰 10 余年，加重伴活动后气促，胸背部疼痛半月为主诉在门诊就诊。患者于 10 余年前无明显诱因出现刺激性咳嗽、咳痰，咳嗽为阵发性，白色泡沫痰，痰量少，易咳出，痰无异味。无发热、寒战、气促、痰中带血，无盗汗、消瘦，无胸闷、胸痛，故未予以重视。此后每遇受凉、秋冬季节，上述症状反复发作，平均一年发作 4 次，自行服用阿莫西林、小柴胡后症状缓解，未行规律诊治。近半个月患者自感咳嗽加剧，咳痰量较多，且不易咳出，平均每天 100 mL，伴活动后气促，步行稍快即感气促，爬一层楼便不能耐受，需休息缓解，伴胸背部持续性疼痛，咳嗽时疼痛加剧。患者诉偶感头痛，工作时偶感视线模糊不适，无发热畏寒、无恶心呕吐、无咯血、无腹痛腹泻、无夜间呼吸困难、无双下肢水肿等不适。现为求进一步诊治，于 2020 年 10 月 29 日于门诊就诊，现以左下肺占位收治。起病以来，精神尚可，食欲一般，睡眠一般，大小便正常，体重无明显变化。

既往史：否认肝炎、结核、伤寒、疟疾病史，否认高血压、心脏病史，否认糖尿病、脑血管疾病、精神疾病史，无手术史。唇部有受伤史，行缝合。无输血史，否认食物、药物过敏史，预防接种史不详。个人史：吸烟史 60 余年，平均每天 2 包，饮酒史 60 余年，平均每天 500 mL，否认毒物接触史。

体格检查：体温为 36.0 ℃，脉搏为每分钟 67 次，呼吸每分钟 20 次，血压 129/78 mmHg，血氧饱和度为 96%，未吸氧。神志清楚，慢性病面容，查体合作，无贫血貌，全身浅表淋巴结未触及肿大。桶状胸，胸骨无压痛，双侧呼吸动度未见异常，语颤未见异常，双肺叩诊呈清音，双肺呼吸音低，未闻及干湿性啰音。心前区无隆起，心尖冲动位于左侧第五肋间左锁骨中线内 0.5 cm，无震颤，心浊音界未见异常，心率每分钟 67 次，律齐，心音未见异常，各瓣膜听诊区未闻及病理性杂音。腹平坦，无肌紧张及反跳痛，腹部无包块，肝脾肋下未触及，肝肾脏无叩击痛，移动性浊音阴性，肠鸣音未见异常。关节无红肿，无杵状指（趾），双下肢无水肿。

2020 年 10 月 29 日辅助检查：血常规：白细胞计数为 7.58（×10^9/L），中性粒细胞计数为 5.37（×10^9/L），中性粒细胞百分比为 70.8%，淋巴细胞百分比为 17.2%，红细胞计数为 4.43（×10^{12}/L），血红蛋白为 148 g/L，血小板计数为 199（×10^9/L），血小板分布宽度为 11.5。多肿瘤标志物：糖类抗原 125 为 159.33 U/mL，糖类抗原 199 为 329.94 U/mL，细胞角蛋白 19 片段为 14.25 ng/mL。2020 年 10 月 29 日胸部+头部 CT：①左肺下叶后基底段占位，考虑周围型肺癌并纵隔淋巴结转移可能性大，建议进一步检查；②右肺上叶前段不规则结节灶，考虑转移；③右肺上叶前段及右肺下叶外基底段结节，考虑转移；④右肺中叶内侧段纤维灶；⑤双肺肺气肿；⑥右顶叶及左侧额叶低密度灶，考虑为转移瘤，建议增强扫描；⑦双侧基底段区多发腔隙性脑梗死。2020 年 11 月 2 日复行胸部增强 CT：左肺下叶后基底段占位，考虑周围型肺癌并纵隔淋巴结转移可能性大，右肺上叶前段不规则结节灶、右肺上叶前段及右肺下叶外基底段结节同前，性质待定，转移待排，余况同前，具体如图 7-18。

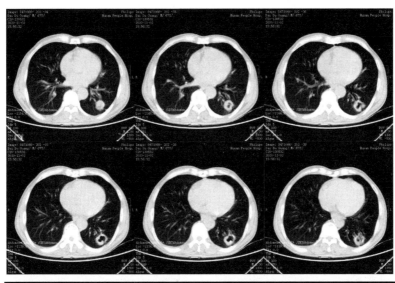

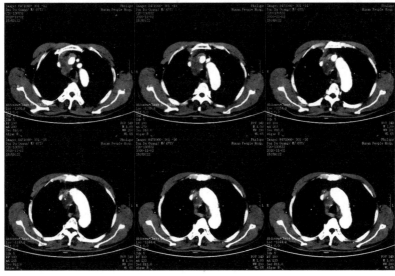

图 7-18　2020 年 11 月 2 日我院胸部增强 CT 图像

二、初步诊断

该患者目前诊断：①左肺占位性病变，考虑为周围型肺癌并纵隔淋巴结转移；②右肺结节灶，考虑为转移瘤；③双肺肺气肿；④颅内占位性病变，考虑为转移瘤；⑤多发腔隙性脑梗死；⑥二尖瓣、三尖瓣及主动脉瓣轻度反流。

三、病情总结

患者为老年男性，有长期大量吸烟史；反复咳嗽、咳痰，伴活动后气促，伴胸背部持续性疼痛；胸部查体桶状胸，心肺查体余未见明显异常；肺部 CT 提示左肺下叶占位性病变。

四、明确诊断

该患者为老年男性，有长期吸烟史，每年超过 20 包，未戒烟，CT 显示左肺下叶后基底段空洞样病灶，局部病灶大小约 33 mm×27 mm，肿瘤标志物多项异常。结合患者病史、症状、体征、实验室检查、影像学临床高度考虑周围型肺癌，远处转移待排，根据《胸部肿瘤经皮穿刺活检中国专家共识（2020版）》，有穿刺活检适应证，无明显禁忌证。

CT 引导下经皮肺穿刺活检术：2020 年 11 月 4 日予行 CT 引导下经皮肺穿刺活检术，穿刺 4 次取得鱼肉样细组织 3 条送检，穿刺针血性物质送细胞学检查。术中、术后患者无不适，术后复查左下肺少许气胸，予以注射器抽气约 300 mL。术后病理结果回报：左肺下叶空洞组织恶性肿瘤，结合免疫组化符合低分化肺腺癌，具体见图 7-19。免疫组化 2028800-A01# 包括 CK7（+）、Ki67（+，60%）、p63（-）、TTF-1（+）、SP-B（-）、Napsin A（弱+）、Syn（-）、CK5/6（-）、ALK（D5F3）（-）、ALK（N）（-）。

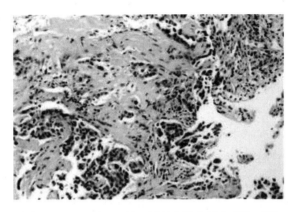

图 7-19　2020 年 11 月 4 日经皮肺穿刺病理镜下图

五、讨论

（一）空洞性肺疾病

定义：肺空洞是病变坏死后其液化的成分经支气管排出并引入空气所致（未引入空气者称为坏死）。空泡、囊肿不属于此列。影像学上的肺空洞是具有完整的含气腔隙，洞壁一般厚 1 mm 以上。其中厚度小于 3 mm 者为薄壁空洞，大于 3 mm 者为厚壁空洞。

空洞分类：根据数目分为单发空洞、多发空洞；根据形态分为肺内空洞、肺叶或肺段实变内的空洞；根据洞壁厚度分为薄壁空洞（小于 3 mm）、厚壁空洞（不小于 3 mm）。

引起空洞的病因：急性或亚急性过程（小于 12 周），包括肺部脓肿、坏死性肺炎、脓毒性栓塞（细菌性常见，真菌、诺卡氏菌罕见）；慢性过程（不小于 12 周），包括分枝杆菌、真菌、病毒或寄生虫感染、恶性肿瘤（原发性肺癌或转移瘤）、自身免疫性疾病（类风湿关节炎和肉芽肿性多血管炎）。

鉴别诊断：肺内空洞以结核性、癌性、脓肿空洞最常见。空洞的良恶性决定着患者的治疗措施、预后。空洞性肺疾病之间的鉴别诊断、确诊至关重要。

（二）癌性空洞

概述：周围型肺癌可见肺内单发空洞，发生率为 2%～16%，其中鳞状细胞癌占 80%，腺癌和大细胞癌占 20%。支气管肺泡癌可发生空洞或薄壁囊性病变，单发或多发都有。小细胞未分化癌一般不发生空洞。肺癌在 2 cm 以下者较少发生空洞，空洞形成多见于大于 3 cm 的肿块。

影像学表现：空洞可为厚壁，或者薄厚不均。一般壁厚大于 15 mm 者 95% 为恶性，壁厚 0.5～1.5 cm 者 49% 为恶性，明显的厚度不均匀则使空洞呈偏心性。肺癌空洞洞壁近肺门侧常较厚，空洞多偏于外侧，这与癌性空洞近肺门侧血供丰富有关。外缘有分叶者多见于肺癌（肿块边缘凹凸不平呈分叶状轮廓）。空洞内缘凹凸不平，且内缘的壁结节主要发生于肺癌。胸膜凹陷征在肺癌、肺结核和肺脓肿空洞时均可出现。肺癌空洞的壁大部强化。

肺鳞癌：周围型肺鳞癌瘤体较大，以肿块为主要表现。瘤体边界多数清楚，边缘易出现浅分叶，瘤体内多有坏死及空洞，可能和肿瘤细胞生长迅速有关，增强模式以不均匀或周边增强为主。坏死空洞常为偏心性，壁厚薄不均，内壁凹凸不平或呈结节状，外壁呈分叶状改变。肺鳞癌空洞形成提示预后不良，是影响预后的独立因素。直径小于 2 cm 的周围型鳞癌较少发生局部淋巴结转移，而分化差的鳞癌可在病变早期转移至脑、肝、肾上腺、下消化道和淋巴结。

肺腺癌：与空洞型肺鳞状细胞癌相比，空洞型肺腺癌病灶小、空洞壁更薄，壁结节、毛刺征出现概率明显增加。不同病理类型的空洞型肺癌 CT 表现有一定的特征性，空洞型肺鳞状细胞癌多呈厚壁环形空洞，而空洞型肺腺癌外形不规则、空洞壁较薄且常伴有毛刺、壁结节征。

（三）结核性空洞

概述：空洞是肺结核常见的影像学表现，可见于除单纯结核性胸膜炎外的各型肺结核患者，主要见于继发性肺结核，在成人肺结核中发生率约 40%。少数原发病灶也可形成空洞，有报道认为在糖尿病和耐多药肺结核患者中空洞的出现率较高。

影像学表现：结核性空洞影像学上通常讨论薄壁空洞、厚壁空洞、虫蚀样空洞。结核性空洞薄厚不均，可为厚壁或薄壁。外缘毛刺也可见于肺结核的纤维厚壁空洞。空洞内缘凹凸不平见于肺结核纤维干酪样空洞。肺结核纤维干酪样空洞内未液化的干酪样物质也可形成壁结节。结核性空洞CT可见周围纤维条索影、结节或斑片状"卫星灶"。任何结核空洞都可以为多发性，每个空洞一般具有单发结合空洞的特点。

以上影像学变化并不是特异性表现，需要结合多项表现进行综合分析。

表7-2　结核性空洞与癌性空洞比较

发生部位	大多数结核空洞在肺上叶尖后段、下叶背段位置	癌性空洞在肺上叶尖后段、肺门、肺叶其他部位均可发病
空洞特点	结核性空洞以光滑、规则、洞壁钙化多见，癌性空洞以偏心空洞多见	癌性厚壁空洞发生率较结核性高，如发现毛刺、分叶要高度怀疑癌性空洞
邻近结构	结核性空洞表现为周围炎症，卫星病灶可考虑结核空洞，且纵隔淋巴结钙化发生率高于癌性空洞	癌性空洞可在周围出现血管集聚现象（血管集束征），且癌性空洞胸膜凹陷征、纵隔淋巴结肿大发生率高于结核性空洞

（四）肺脓肿空洞

影像学表现：肺脓肿通常是单侧和单发的，主要发生在上叶的后段和下叶的上段。由金黄色葡萄球菌败血症所致的血源性肺脓肿可见肺内多发空洞。急性及慢性肺脓肿均可见厚壁空洞。急性肺脓肿的壁主要为炎性渗出病变，空洞周围可有片状浸润影像。慢性肺脓肿的壁以纤维组织为主，外缘清楚，若外周纤维结缔组织增生则洞壁周围不规则（图7-20）。空洞内缘通常光滑，也可毛糙。胸膜凹陷征在肺癌、肺结核和肺脓肿空洞均可出现。气液平面主要见于急性肺脓肿，癌性空洞由于局部癌细胞的浸润也可出现气液平面。

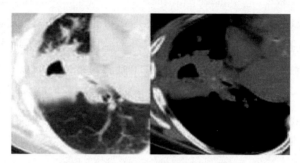

图 7-20　慢性肺脓肿空洞外壁特点

（五）其他性质空洞

肺曲霉菌病：CT 缺乏特异性，可表现为实变阴影中发生的空洞、空洞内可活动的曲霉球、纵隔淋巴结肿大等。霉菌球结节无血供，不强化。确诊需依靠组织病理检查。

肺转移瘤：男性原发部位多为头颈部，女性原发部位多为泌尿生殖道。80%的组织学来源为鳞状细胞癌。主要为两肺多发的较小空洞，病变多在 2 cm 以下。空洞性病变倾向于分布在胸膜下或叶裂下。

六、总结

空洞性病变一般经影像学检查后便可发现，且影像学表现具有相似性，所以只要怀疑为肺癌，就必须对其进行组织病理分析。本例患者为老年男性且具有长期吸烟史，结合辅助检查考虑为肺癌高风险人群，有病理检查的必要性。目前获取病理学组织的方法有从胸膜积液中获取脱落细胞、肺泡灌洗、纤维支气管镜活检、CT 引导下经皮肺穿刺活检术、手术肺部活检。其中纤维支气管镜活检、CT 引导下经皮肺穿刺活检术是常用的可以取得充足活检组织的方法，且后者对肺外周肿瘤的诊断更准确。据国内外文献报道，CT 引导下经皮肺穿刺活检术在癌性空洞、薄壁空洞定性的临床实践上具有重要价值，对空洞性肺疾病的总体敏感性、特异性和准确性较高。

（龙嘉为）

第七节 病例 7 分享

一、病例介绍

患者康某，女，65 岁，以咳嗽、咳痰半年为主诉入院。患者半年前无明显诱因出现咳嗽、咳痰，咳嗽呈阵发性，以夜间为重，咳白色黏痰，无气促、发热等不适，多次于社区医院治疗后症状无好转，遂至门诊就诊，完善肺部 CT 后，门诊以双肺结节查因收住院。此次起病以来，患者食欲、睡眠欠佳，精神一般，大小便正常。体重无明显变化。

既往史：5 岁有甲型肝炎病史，已治愈；13 岁诊断为肺结核，已治愈。2015 年 04 月 1 日在全麻下行广泛性子宫及双附件切除+盆腔淋巴结清扫+盆腔粘连松解手术，术后病理诊断为宫颈透明细胞腺癌，累及子宫下段，阴道残端切缘净。术后使用紫杉醇+顺铂共化疗 4 次。2017 年诊断为 II 型糖尿病、糖尿病肾病、血小板减少性紫癜，目前无特殊治疗。有青霉素过敏史，有食用春笋、椿诱发过敏性紫癜病史。否认输血史。个人史：家庭主妇。否认吸烟、饮酒史。余月经、婚育、家族史无特殊。

体格检查：体温 36.2 ℃，脉搏每分钟 97 次，呼吸每分钟 20 次，血压 130/70 mmHg，血氧浓度 96%，未吸氧。正常面容，口唇红润，咽部无充血，扁桃体无肿大。颈软，气管居中，颈静脉无充盈。双侧胸廓对称，双肺叩诊呈清音，双肺呼吸音清，未闻及干湿性啰音。心界不大，心率每分钟 97 次，律齐，心音未闻及异常。肝、脾肋下未触及，移动性浊音（−），肠鸣音每分钟 4 次。双下肢无浮肿，四肢肌力、肌张力正常，生理反射存在，病理反射未引出。

辅助检查：2020 年 9 月 18 日湖南省某三甲医院，胸片显示双肺见散在、多发结节状高密度影，考虑为转移灶或其他，建议 CT 检查。脑钠肽为 522 pg/mL。

入院后完善相关检查：血气分析：pH 为 7.46，$PaCO_2$ 为 35 mmHg，PaO_2 为 50 mmHg，HCO_3^- 为 24.9 mmol/L，BE 为 0.8 mmol/L（FiO_2 21%）。血常规：

WBC 为 $7.20×10^9/L$，N% 为 77.9%；PCT、C 反应蛋白正常。多肿瘤标志物：糖类抗原 125 为 565.95 U/mL，糖类抗原 9 为 182.06 U/mL，糖类抗原 724 为 62.84 U/mL，癌胚抗原为 175.38 U/mL，细胞角蛋白 19 片段为 16.89 ng/mL。心电图显示窦性心律，ST 段轻度下移。胸部 CT 显示左肺上叶尖后段占位，性质待定，考虑为周围型肺癌，双肺多发结节，考虑转移瘤，结合病史考虑宫颈癌转移可能性大，或左上肺占位并肺内转移可能，纵隔多发小淋巴结显示、部分钙化，T_{12} 椎体许莫氏结节，具体如图 7-21。

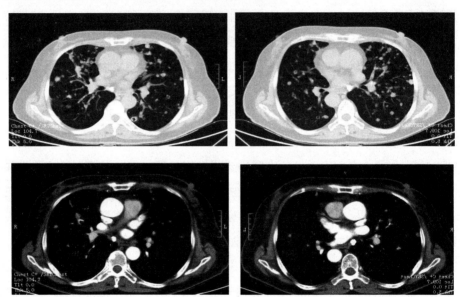

图 7-21　2020 年 10 月 14 日胸部高分辨 CT

二、初步诊断

该患者目前诊断：①双肺病变查因考虑为肺癌、炎症，或其他；②I 型呼吸衰竭；③宫颈透明细胞癌术后；④II 型糖尿病、糖尿病肾病；⑤陈旧性肺结核。

三、病情总结

该患者为老年女性，无吸烟史。主要表现为咳嗽、咳痰半年。既往 2015

年诊断宫颈透明细胞腺癌Ⅱ期，术后共化疗四次。查体：心肺腹体查未见明显异常；胸部 CT 提示左肺上叶尖后段占位，性质待定，双肺多发结节。

四、明确诊断

2020 年 10 月 21 日予 CT 引导下经皮肺穿刺活检术，穿刺后取得灰白穿刺组织两条送检，患者术后无出血、气胸等不适。术后病理结果回报：（右肺组织，穿刺组织）肺腺癌，病理镜下图如图 7-22。免疫组化：CK7（+）、TTF-1（+）、Napsin A（+）、Syn（-）、P40（-）、Ki67（+，25%）。

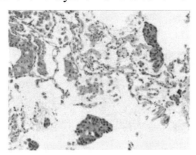

图 7-22　2020 年 10 月 21 日经皮肺穿刺活检术后病理镜下图

EBUS-TBLB+EBUS-TBNA：2020 年 10 月 22 日患者行 EBUS-TBLB+EBUS-TBNA。检查结论：①左上叶固有支闭塞；②EBUS-TBNA 术后。术后病理结果回报：肺泡灌洗液液基制片可见少量的癌细胞，符合腺癌。4R 组淋巴结 TBNA 及涂片可见少量癌细胞，符合腺癌，具体如图 7-23。

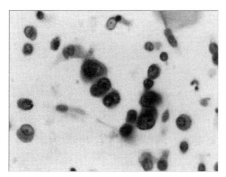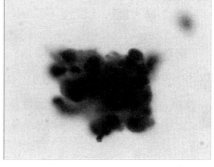

图 7-23　2020 年 10 月 22 日支气管镜病理镜下图

五、讨论

病历特点：该患者的 CT 主要呈现多发、类肿块的特点，全肺弥漫分布，属于多发型肺结节，如图 7-24。

多发型肺结节：可以是以一个结节为主，有多个结节存在，称为主病灶和次病灶。这些结节可能同时发生，称为同时多发型肺结节；也可能在随访过程中逐步发生，比如初诊时只有一个结节，在随访中又新发了一个结节，称为异时多发性肺结节。该患者的 CT 主要呈现多发、类肿块特点，全肺弥漫分布，属于多发型肺结节。多发型肺结节的鉴别诊断如下。

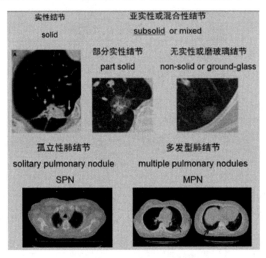

图 7-24　肺结节分类图

（一）肿瘤

1.肺腺癌

多发灶可为原发肺腺癌或肺内转移。影像学表现为从不典型腺瘤样增生到原位癌、微浸润性腺癌、浸润性腺癌。随着恶性程度增高，实性成分增多。分叶、毛刺、空洞、支气管充气征、血管集束征、胸膜牵拉征在浸润性腺癌多见。

2.肺转移瘤

肺转移瘤在胸部 X 线片或胸部 CT 上多表现为单发或多发、圆形或类圆形、边缘清楚、密度均匀的肺周围型肿物，也可呈粟粒状小结节，少数有边缘分叶、毛刺等原发性肺癌的典型影像学特征。肺转移瘤也可表现为空洞型、钙化型和肺炎型改变，因此对有恶性肿瘤病史的患者，肺部新发病变时均应考虑肺转移瘤的可能。

（二）肺结核

1.急性血行播散型肺结核

在 HRCT 上，急性血行播散型肺结核表现为弥漫分布的细结节和网织结节影，细结节大小约为 1 mm，稍大达 3 mm，且大小一致，从肺尖到肺底均匀分布。此外，很多结节沿血管旁分布。结节影不仅见于小叶内，也可见于小叶间隔内，呈类似串珠状的小叶间隔特点是偶见改变和增粗。此外，粟粒状结节影也可呈串珠样沿叶间裂排列并形成串珠样叶间裂改变。若病变进一步进展，病灶可逐渐融合增大。

2.亚急性和慢性血行播散型肺结核

在 CT 影像上表现为两侧中上肺野分布的斑片、结节状阴影，且形态大小不一。病灶边缘部分清楚，部分模糊。在分布、大小和密度上，从肺尖至肺底呈逐渐递减状态，即位于上肺野者结节较大、较多，而下肺野结节明显少于和小于上肺野。在密度上也是上肺野病灶高于下肺野病灶，部分病灶尚可见点状钙化之高密度影。

（三）肺结节病

CT 影像以结节样改变最为常见，活动期表现为典型双肺多发小结节影，边界锐利，直径约为几毫米，多沿肺门旁支气管血管周围间质分布，也可为小叶中心弥漫性分布或胸膜下分布。

（四）肺真菌感染

真菌感染肺部的 CT 表现复杂多样，常常多种征象并存，包括多发结节、肿块、肺叶、肺段实变、"晕征""新月征"、空洞、网状或线样影等，常以一种或两种征象为主，或同时合并其他征象。实变型真菌感染：肺真菌感染病变位于肺野外中带，以外带为主，表现为单侧或双侧片状或斑片状密度增高影，实性部分密度比较一致，多累及一个肺叶或肺段，类似细菌性肺炎表现。

本例患者既往有肿瘤病史，病灶随机分布，弥漫、均匀累及全肺，临床高度考虑肿瘤，行 CT 引导下经皮肺穿刺活检术成功取得阳性结果。CT 检查可以准确显示病灶组织形态、大小、与周围组织的解剖关系，通过计算即可做到精准进针，活检即可获取较为准确的病理诊断结果，尤其是在位置较深、直径较小的病灶的穿刺中能表现出很好的诊断效果。

六、总结

肺部结节现已成为呼吸科的常见病症，早期诊断有利于提高患者的临床疗效，改善其预后情况，尤其是对于肿瘤患者，尽早诊治能够有效提高患者的存活率。CT 引导下经皮穿刺活检术对于周围型肺部病变具有高检出率，无论是对于肺癌早期诊断还是明确疾病诊断都有不可忽视的价值。

（杨程一）

第八节　病例 8 分享

一、病例介绍

患者何某，男，76 岁。因突发呼吸困难 20 余天于 2020 年 11 月 10 日入院。患者自诉 20 余天前受凉后突发呼吸困难，难以忍受，偶有咳嗽，无咳痰，无畏寒、发热，无咯血，无胸痛，家人急送入当地医院就诊，诊断为左侧气胸，行胸腔闭式引流置管、抗感染、对症处理，后多次复查胸片，发现气体基本吸收后于 2020 年 11 月 03 日拔管，11 月 06 日出院。但患者仍感有呼吸困难，遂来就诊，门诊以左侧气胸收治住院。自发病来，患者精神一般，食欲一般，睡眠良好，大小便正常。

既往史：有慢性支气管炎病史 40 余年；有高血压Ⅲ级（极高危）病史 10

余年，现服用缬沙坦+苯磺酸左氨氯地平药物；否认肝炎、结核、伤寒、疟疾病史，否认糖尿病、脑血管疾病、精神疾病史，无手术史、外伤史、无输血史，否认食物、药物过敏史。个人史：无吸烟、饮酒史，否认毒物接触史。否认肿瘤疾病家族史。

体格检查：体温为 36.3 ℃，脉搏为每分钟 122 次，呼吸为每分钟 26 次，血压为 144/88 mmHg，血氧饱和度为 90%，神清合作，自动体位，慢性病容，颈软，颈静脉无充盈，气管居中，甲状腺不大，左下胸壁可见纱布覆盖，敷料下置管口已愈合，左上肺呼吸音稍弱，双肺未闻及干湿啰音。心率为每分钟 100 次，律齐，无杂音，双下肢无水肿。

辅助检查：2020 年 10 月 28 日当地医院胸片示左侧气胸置管术后。三大常规、肝肾功能、电解质、心肌酶、血糖血脂、凝血功能、PCT、甲状腺功能、输血前检查、痰涂片、痰培养、痰抗酸杆菌检测均未见明显异常。血气分析示：pH 为 7.55，PaO_2 为 81 mmHg，$PaCO_2$ 为 31 mmHg，HCO_3^- 为 27.1 mmol/L，BE 为 5.1 mmol/L，SaO_2 为 93%，FiO_2 为 29%；C 反应蛋白低于 3.14 mg/L；红细胞沉降率为 10 mm/h。

二、初步诊断

该患者目前诊断：①左侧气胸；②慢性支气管炎；③高血压病Ⅲ级（极高危）；④前列腺增生；⑤肝囊肿；⑥肾结石；⑦冠状动脉粥样硬化性心脏病。

三、病情总结

该患者为老年男性，无烟酒嗜好。突发呼吸困难 20 余天。左下胸壁可见纱布覆盖，敷料下置管口已愈合，左上肺呼吸音稍弱，双肺未闻及干湿啰音。予以抗感染及闭式引流后患者气胸未见明显好转，炎性指标不高，引流管无气体排出。

四、明确诊断

诊断可能为左侧液气胸，或肺大疱。根据自发性气胸的管理指南，对于原发性气胸，建议行胸部高分辨CT扫描，结果如图7-25、图7-26。

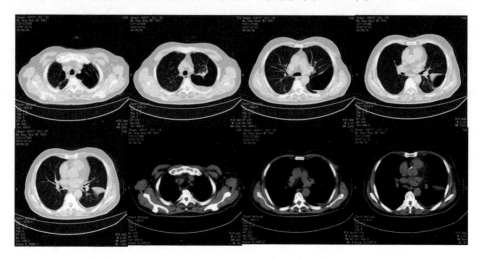

图 7-25　高分辨 CT 肺窗及纵隔窗图像

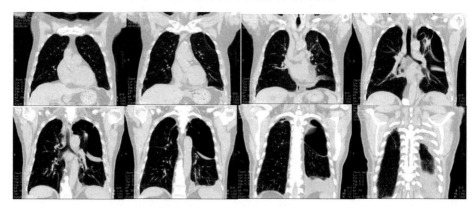

图 7-26　高分辨 CT 冠状面图像

五、讨论

（一）鉴别肺大疱与气胸

（1）位于肺周边部位较大的肺大疱在胸部 X 线片上有时不易与气胸相鉴别。

（2）肺大疱的病史较长，症状进展缓慢，X 射线多轴透视可见肺大疱在某一方位上呈圆形或卵圆形阴影。

（3）肺大疱边缘看不到发丝状气胸线，泡内可见细丝状肺纹理，为肺血管或肺小叶遗留物。

（4）肺大疱向周围膨胀，可将肺压向肺尖区、肋膈角及心隔角，而气胸则呈胸外侧透明带，其中无肺纹理。

（5）肺大疱内压与大气压大致相等，抽气后肺大疱容积无明显变化。

（6）有文献报道，CT上巨大肺大疱表现为局限性透亮影，肺大疱内可发现细小的条状"小梁"影，向四周呈膨胀性改变，其边缘为弧形曲线，邻近肺组织因被推压可引起部分肺不张、肺纹理聚集，所以在肺尖、肋膈角、心膈角等区域常可见到受压的正常肺组织。

（7）气胸主要是将肺组织向肺内推挤，被压迫的肺部边缘常常缩向肺门或纵隔，因而在肺尖区、肋膈角、心膈角区见不到肺组织。故在肺CT上要尤其注意肺尖、肋膈角、心膈角等处是否有受压的肺组织，这有助于巨大肺大疱与自发性气胸的鉴别诊断。

（8）在特殊情况下，当胸腔内形成粘连带时，因粘连带牵拉作用，气胸也可表现为大圆形或椭圆形无肺纹理区，CT影像学类似肺大疱，因此单纯根据受压肺组织弧度来鉴别也容易误诊。

该患者CT见内缘弧形软组织影，考虑为脏层胸膜线和压缩的肺边缘。从冠状面CT可见无肺纹理结构，因此该患者支持左侧包裹性气胸诊断。

CT结果回报：左侧液气胸，肺气肿多发肺大疱，右上肺及背段结核（纤维化），右下肺慢性炎症，左下肺炎症，左侧胸腔积液伴左下肺部分萎陷，冠状动脉钙化，肝脏多发类圆形低密度灶，考虑囊肿，甲状腺左叶多发低密度灶，性质待定。支持诊断。

（二）治疗

1.保守治疗

对于肺被压缩面积不到20%，首次发病、稳定型的闭合性气胸患者，可采用保守治疗，包括休息、保持大便通畅、酌情使用镇静药和止咳药，一般可经7～14天可自行吸收；对于慢性阻塞性肺疾病并发气胸患者，即使气胸量较少，也不主张采取保守疗法。

2.排气治疗

（1）胸腔穿刺抽气：适用于稳定型小量气胸，对呼吸困难症状较轻者，可予以胸腔穿刺抽气治疗；应用气胸箱抽气可在抽气的同时检测胸腔压力变化，有助于判断气胸类型并了解抽气情况。

（2）胸腔闭式引流：适用于胸腔穿刺抽气效果不佳的开放性气胸、张力性气胸和部分心肺功能较差而症状较重的闭合性气胸患者。对于反复发作的气胸也应考虑用胸腔闭式引流，插管部位通常选择在患侧胸部锁骨中线第 2 肋间或腋前线第 4、第 5 肋间；对于合并胸腔积液较多的气胸，插管的部位应选择在腋前线，健侧卧位时排气，患侧卧位时排液，水封瓶的玻璃管置于水面下 1～2 cm，将胸膜腔压力维持在 - 1～2 cmH_2O。如果单纯负压排气无效或慢性气胸，可应用持续负压引流，其负压应维持在 - 20～ - 10 cmH_2O。

符合下列所有表现者为稳定型气胸：呼吸频率低于每分钟 24 次；心率为每分钟 60～120 次；血压正常；呼吸室内空气时 SaO_2 大于 90%；两次呼吸间能说话成句。患者有气促呼吸困难，呼吸频率为每分钟 26 次，心率为每分钟 122 次，血气分析示氧合指数 279，考虑为不稳定型气胸，需考虑行胸腔闭式引流术。

（3）CT 引导下经皮肺穿刺活检术：发生胸腔包裹性气胸的多为老年患者，有反复气胸发作和置管引流病史，胸腔多发不规则粘连，同时多合并慢性阻塞性肺疾病，单纯依靠临床查体很难准确确定置管位置，通过 CT 引导穿刺置管，可以很直观、高效地解决这一问题。有研究报道，低剂量 CT 引导胸腔包裹性气胸患者可以 100%穿刺置管成功。

①低剂量 CT 引导下经皮肺穿刺活检术是近年来临床广泛使用的技术，在胸外科疾病诊疗中也具有重要的实际应用价值。该项技术不仅可以协助诊断肺部疾病，还是某些疾病（如包裹性胸腔积液及包裹性气胸）的有效治疗手段。

②除了取材活检，CT 引导下经皮肺穿刺活检术在某些胸外科疾病的治疗过程中也具有重要作用，主要包括以下方面：胸腔包裹性积液穿刺置管；胸腔包裹性气胸穿刺置管；肺癌射频消融和放射性粒子置入；早期癌症患者的

手术定位。

　　该患者为包裹性液气胸，位于左肺上叶背段及肩胛骨后，常规穿刺位置无法引流，遂予以经 CT 引导闭式引流术，结果如图 7-27。

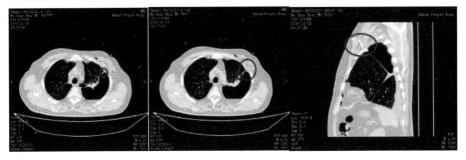

图 7-27　CT 引导经皮穿刺胸腔闭式引流术后

六、总结

　　对于包裹性气胸，单纯依靠临床查体很难准确确定置管的位置，此时可通过 CT 引导穿刺置管。国外有经超声引导穿刺置管的相关研究，该技术可能会增加手术的安全性，但研究同样指出，与 CT 引导下穿刺置管相比，超声引导气胸穿刺置管安全性和实用性的评估还需要更多的研究。

（胡文）

第九节　病例 9 分享

一、病例介绍

　　患者魏某某，男，77 岁，以反复咳嗽、咳痰 5 年，加重 1 月余为主诉入院。患者自诉 5 年前因受凉出现咳嗽、咳痰症状，无痰中带血，无发热、寒战、气促，无胸闷、胸痛，自行服用阿莫西林三天后症状缓解。此后每遇受凉，咳嗽、咳痰反复发作，平均每年发作 1～2 次，未予以重视，未进行系统诊治。近 1 月来天气转凉，上述症状再发加重，主要为咳嗽、咳痰，咳白色黏液痰，偶感咽干咽痒，无鼻塞流涕、头晕头痛、发热寒战、恶心呕吐、腹痛腹泻、双下肢水肿、夜间呼吸困难等不适。2020年9月1日体检胸部X线片提示双肺纹理稍增多，未见明显主质性病变，主动脉舒展，主动脉结突出，心膈影正常。为求进一步诊治，门诊以咳嗽收治。起病以来，精神、食欲、睡眠尚可，大小便正常，体重无明显变化。

既往史：患者自述今年9月份体检脂肪肝、高尿酸血症。否认肝炎、结核、伤寒、疟疾病史，否认高血压、心脏病史，否认糖尿病、脑血管疾病、精神疾病史，无手术史、外伤史，无输血史，否认食物、药物过敏史，预防接种史不详，过敏史、个人史、家族史无特殊。

体格检查：体温为36.1℃，脉搏为每分钟102次，呼吸为每分钟20次，血压为118/89 mmHg，血氧饱和度为92%，吸入氧浓度为21%。神志清楚，精神好，全身皮肤黏膜无黄染、皮疹及出血点，全身浅表淋巴结未触及肿大。胸廓对称无畸形，胸骨无压痛，双侧呼吸度未见异常，语颤未见异常，双肺叩诊呈清音，双肺呼吸音清晰，双肺可闻及少量湿性啰音。心率为每分钟102次，律齐，无杂音。腹平软，无压痛及反跳痛，腹部无包块，肝脾肋下未触及，双下肢无水肿。

辅助检查：2020年9月1日湖南省某三甲医院胸片示双肺纹理稍增多，未见明显实质性病变，主动脉舒展，主动脉结突出，心膈影正常。腹部彩超示脂肪肝、前列腺增生并多发钙化灶。甲状腺彩超示甲状腺多发实质性结节，TI-RADS 3类。入院完善相关检查：三大常规、肝肾功能、电解质、心肌酶、凝血功能、炎症指标、甲状腺功能、输血前四项等检查均未见明显异常。肺部HRCT示右肺下叶基底段结节灶（约3 cm），性质待定，具体如图7-28。

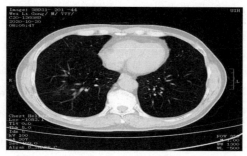

图7-28　2020年10月20日胸部HRCT

二、初步诊断

该患者目前诊断：①右下肺结节，性质待定；②脂肪肝；③甲状腺结节；④前列腺增生。

三、病情总结

该患者为老年男性，有长期吸烟史及长期二手烟接触史；反复咳嗽咳痰 5 年，加重 1 月余；胸部 CT 示右肺下叶基底段结节灶（约 3 cm），性质待定。

四、明确诊断

CT 引导下经皮肺穿刺活检术：为了解肺结节性质，明确诊断，在排除禁忌证后，于 10 月 2 日行 CT 引导下经皮肺穿刺活检术，术中标本取材满意，患者术后无咯血、气促等不适。术后病理结果回报：送检穿刺小组织（右肺组织，穿刺标本）镜下肺泡上皮贴壁型增生，结合影像病变范围约 3 cm，考虑肺腺癌，穿刺组织为贴壁型，不排除存在其他类型的肺腺癌，具体如图 7-29。免疫组化：CK7（+）、TTF‐1（+）、Napsin A（+）、p53（‐）、Ki67（+，5%）、EGFR（+）。

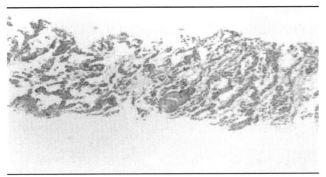

图 7-29　10 月 2 日经皮肺穿刺病理镜下图

五、讨论

（一）肺结节的定义

肺结节是指肺内直径小于或等于 3 cm 的类圆形或不规则形病灶，影像学表现为密度增高的阴影，可单发或多发，边界可清晰或不清晰。

（二）肺结节的分类

1.病灶大小

结节中直径小于 5 mm 者定义为微小结节，直径为 5~10 mm 者则为小结节。

2.密度

（1）实性结节：其内均是软组织密度，且密度足以掩盖其中走行的血管和支气管影。

（2）混合磨玻璃结节：其内既包含磨玻璃密度又包含实性软组织密度。

（3）纯磨玻璃结节：其密度较周围肺实质略增加，但不足以掩盖其中走行的血管和支气管影。

（三）肺结节风险评估

1.高危结节

直径大于 15 mm 或表现出恶性 CT 征象（分叶、毛刺、胸膜牵拉、含气细支气管征和小泡征、偏心后壁空洞）的直径为 8~15 mm 的肺实性结节。

2.中危结节

直径 5~15 mm 且无明显恶性 CT 征象的非实性结节。

3.低危结节

直径小于 5 mm 的实性结节。

（四）肺结节处理策略

肺结节处理策略见图 7-30、图 7-31。

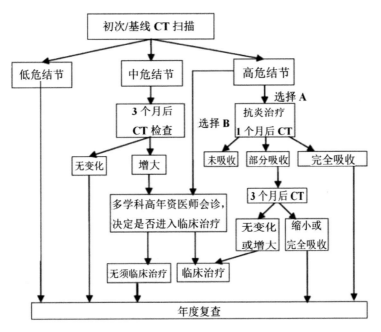

图 7-30 初次扫描实性肺结节处理流程图

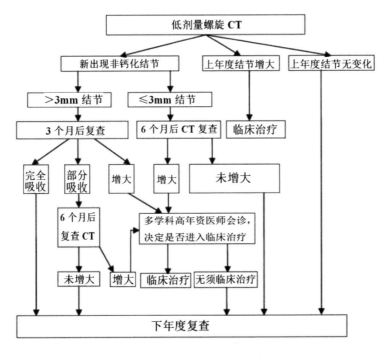

图 7-31 年度复查肺实性结节流程图

（五）磨玻璃结节概念

磨玻璃结节是一个影像学概念，指在 HRCT 上表现为密度轻度增加，呈云雾状密度阴影，但其内支气管及血管纹理仍可显示的结节。分类（内部是否含有实性成分）：纯磨玻璃结节；混合磨玻璃结节。磨玻璃结节可见于肿瘤、感染、局部出血或间质纤维化等。

（六）肺磨玻璃结节处理策略

1.美国胸科医师协会指南

（1）5～8 mm 的纯磨玻璃结节：每年 CT 随访一次，持续至少 3 年。

（2）小于 8 mm 的混合磨玻璃结节：大约 3、12、24 个月进行 CT 随访，再进行每年一次随访，共 1～3 年。

（3）大于 8 mm 的磨玻璃结节需要进行活检或手术。

2.费莱舍尔学会指南

（1）孤立的、直径小于 6 mm 的纯磨玻璃结节：不需要随访。

（2）孤立的、直径大于 6 mm 的纯磨玻璃结节：在 6～12 个月之间随访，之后每 2 年进行随访，直至 5 年。

（3）孤立的混合磨玻璃结节：3 个月后复查，发现病变增大或无变化时，考虑恶性病变可能性大。

（4）多发小于 6 mm 的边缘清晰的磨玻璃结节：2 年或 4 年后随访。

（5）多发纯磨玻璃结节，至少一个病变大于 6 mm，但没有特别突出的病灶：3 个月后复查，且长期随访，至少随访 3 年。

（6）有突出病灶的多发磨玻璃结节：3 个月后复查，且建议对较大病灶给予更积极的处理。

3.NCCN

（1）小于 6 mm 的纯磨玻璃结节：无须常规随访。

（2）大于 6 mm 的纯磨玻璃结节：在 6～12 个月之间随访，后每 2 年复查直至 5 年。

（3）小于 6 mm 的混合磨玻璃结节，实性部分为 6 mm 以下：无须常规随访。

（4）实性成分大于 6 mm：在 3～6 个月之间随访。

4.肺结节亚洲共识

（1）小于 5 mm 的纯磨玻璃结节：每年随访 1 次。

（2）小于 8 mm 的混合磨玻璃结节：3、12、24 个月随访，随后每年随访。

（3）大于 8 mm 的混合磨玻璃结节：3 个月后复查。

（七）　肺磨玻璃结节的发展线（直线式多阶段）

（1）影像学角度：从纯磨玻璃结节进展为混合磨玻璃结节或实性结节；病理学角度：不典型腺瘤样增生到原位癌到微浸润性腺癌，直至浸润性腺癌。

（2）磨玻璃结节的恶性概率：亨施克（Henschke）研究认为，混合磨玻璃结节的恶性率高于实性结节。实性结节恶性率仅为 7%，混合磨玻璃结节恶性率为 63%，纯磨玻璃结节恶性率为 18%，大于 20 mm 的结节恶性率为 80%。

（八）如何"看清"肺磨玻璃结节

1.肺磨玻璃结节的诊断方法

（1）胸片：具有操作简单、安全、经济的特点，但对于肺小结节，因其体积过小而导致大部分结节显影不清，故早期诊断敏感度较低。

（2）低剂量 CT：图像不受气体、器官等物质的干扰，可清晰显像，但图像噪声较高，对于磨玻璃结节漏检率较高。

（3）增强 CT：通过静脉注射对病变特定区域进行扫描，在一定程度上可鉴别其良恶性，但对于纯磨玻璃结节和实性成分较少的混合磨玻璃结节，诊断准确率较低。

（4）PET：灵敏度比单独的 CT 更高，但费用较昂贵，辐射剂量大，对肺小结节评估受限，也存在一定的假阴性。

（5）经皮肺穿刺活检术：1886 年曼内特尔首次利用经皮肺穿刺活检术确诊肺癌，后随着 CT 的临床应用，1976 年哈格报道了第一例 CT 引导下经皮肺穿刺活检术，该技术得到了迅猛发展。CT引导下经皮肺穿刺活检术诊断准确率较高，一般为64%～97%，现已被广泛应用于临床。

2.经皮肺穿刺活检术的适应证

（1）新发现或在随访中增大的孤立性结节或肿块。

（2）既往无恶性疾病史的多发肺部结节，或者已知恶性疾病史，但经治疗却不消散的结节。

（3）持续存在、治疗后吸收欠佳的肺部浸润性病灶。

（4）胸膜及纵隔病变。

某回顾性研究分析了202例行经皮肺穿刺活检术的患者，结节不超过10 mm组诊断符合率为85.71%，结节10～20 mm组诊断符合率为84.13%，结节20～30 mm组诊断符合率为83.64%，结节大于30 mm组诊断符合率为93.65%。

六、总结

本病例为单发的30 mm的磨玻璃结节，结合国内外相关指南与共识，可考虑1个月后CT随访、行PET或者活检。对患者行经皮肺穿刺活检术，再由病理学判断是否为肺腺癌，有利于协助患者早诊断早治疗。

（石莉芳）

第十节　病例10分享

一、病例介绍

患者何某某，男，66岁，以咳嗽、咳痰20余天为主诉入院。2020年10月1日左右出现咳嗽，咳少量白色黏痰，伴乏力，余无特殊不适。2020年10月16日当地医院行CT检查发现肺部多发结节，遂至湖南某三甲医院门诊行肺部及全腹部增强CT，示双肺多发结节，考虑为癌转移灶，或右下肺结节，性质待定。为求进一步诊治，于 2020 年 10 月 22 日收治入院。起病以来，患者精神尚可，食欲一般，睡眠较差，大小便正常，体重无明显减轻。

既往史：有慢性支气管炎十余年。血压偏高，收缩压最高 160 mmHg，曾不规律口服降压药（具体不详）。2008 年因左肾结石行开放性手术，2009 年因右肾结石行微创治疗。余既往史无特殊。个人史：吸烟 50 年，每天 10 多支，未戒。

体格检查：体温为 36.3 ℃，脉搏为每分钟 101 次，呼吸为每分钟 20 次，血压为 146/88 mmHg。胸廓无畸形，双侧呼吸动度对称，语颤无增强，双肺叩诊清音，双肺呼吸音粗，双下肺闻及少许湿性啰音，无胸膜摩擦音。心前区无隆起，心尖冲动位于第五肋间左锁骨中线内 0.5 cm，未触及震颤，心界无扩大，心率为每分钟 101 次，律齐，心音正常，各瓣膜听诊区未闻及病理性杂音。

辅助检查：肺部及全腹部增强 CT（图 7-32）显示双肺散在多发结节灶，考虑为癌转移灶；右下肺结节状影，不排除占位性病变，建议穿刺活检；肝脏圆形稍低密度影，建议进一步检查；右侧胸膜见梭形团块状软组织密度影，考虑为占位，或其他，建议进一步检查。

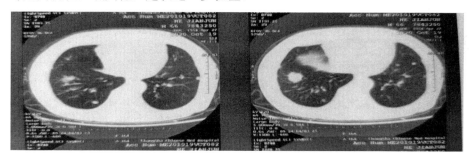

图 7-32　肺部增强 CT 示右下肺占位

入院后完善相关检查：血脂：甘油三酯为 1.72 mmol/L，总胆固醇为 6.91 mmol/L，低密度脂蛋白为 5.70 mmol/L。C 反应蛋白：25.30 mg/mL。多肿瘤标志物：糖类抗原 724 为 24.97 U/mL，癌胚抗原为 286.38 ng/mL，细胞角蛋白 19 片段为 4.83 ng/mL。大便隐血试验呈弱阳性。小便常规：白细胞总数为 801.7×10^6/L，细菌为 85.4×10^6/L。血常规、肝肾功能、电解质、血糖、心肌酶、凝血功能、输血前四项、脑钠肽前体、降钙素原、β-D-葡聚糖试验及半乳甘露聚糖抗原试验均未见明显异常。心电图：窦性心律，T 波低平。头部 MRI 平扫+增强：双侧侧脑室旁、双半卵圆中心多发腔隙性脑梗死。肝胆胰脾 MRI 平扫+增强：肝脏多发占位，考虑可能为转移瘤；双肺及右侧胸壁多发占位，考虑可能为转移瘤；可能合并胸腔出血；双肾积水；双肾结石，考虑胆汁淤积。全身骨显像：左侧第一前肋异常放射性浓聚，不排除有肿瘤骨转移的可能性，建议定期复查。双肾形态失常，左肾放射性分布欠均匀，右肾放射性滞留，结合临床考虑肾积水改变。

二、初步诊断

该患者目前诊断：右肺占位并双肺多发结节查因，考虑为癌合并转移可能性大；慢性支气管炎；右肾多发结石并积水；高血压病 I 级（高危组）。

三、病情总结

老年男性，吸烟病史；发现右下肺占位并双肺多发结节 6 天；心肺腹体查未见明显异常；肺部 CT 平扫+增强示右下肺结节状影，不排除占位性病变，建议穿刺活检。

四、鉴别诊断

（1）肺结核：有咯血症状。肺结核好发于儿童、青年，有午后低热、盗汗等较特异的症状，抗结核治疗有效。肺结核病理检查可见结核杆菌。

（2）肺炎：肺部炎症长期蔓延形成团块状炎性假瘤，容易与肺癌混淆。肺炎有急性期病史、寒战、高热等症状，病理学检查无癌细胞。在同一部位反复发生肺炎，应高度怀疑为肿瘤堵塞所致，此时可对病变部位取活检进行病理学鉴别诊断。

（3）肺部良性肿瘤：如错构瘤、纤维瘤、硬化性肺泡细胞瘤等，临床上多无症状，X 线片常呈圆形肿块，边缘整齐，没有毛刺和分叶。病理学检查是鉴别的关键。

（4）肺纤维化。

（5）真菌感染及其他不明原因的肺部占位。

五、如何进一步明确患者病情

患者，老年男性，咳嗽、咳痰 20 余天，胸部 CT 提示右下肺结节状影，不排除占位性病变。肝胆胰脾 MRI 平扫及增强提示双肺及右侧胸壁多发占位，考虑为转移瘤。全身骨显像提示左侧第一前肋异常放射性浓聚，不排除肿瘤骨转移。多肿瘤标志物糖类抗原、癌胚抗原、细胞角蛋白 19 片段明显升高。根据《中华医学会肺癌临床诊疗指南（2019 版）》，建议完善肺穿刺明确诊断。

（一）肺癌病理检测方法

肺癌病理检测方法如图 7-33。

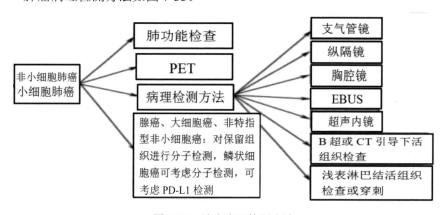

图 7-33　肺癌病理检测方法

（二）常见检测方法

肺癌常见检测方法对比见表 7-3。

表 7-3　肺癌常见检测方法对比

检测方法	优势	劣势
纵隔镜	有效鉴别纵隔淋巴结肿大的良恶性疾病；评估肺癌分期	操作创伤及风险相对较大
胸腔镜	不明原因的胸腔积液、胸膜疾病的诊断	创伤大，费用高，在有其他检查方法可选的条件下，不作为常规推荐手段
检测方法	优势	劣势
EBUS-TBNA	在超声引导下实时进行胸内病灶及纵隔、肺门淋巴结转移灶穿刺，从而取样诊断，具有安全性和可靠性	技术要求高，有条件的医院才能开展
经胸壁肺穿刺术	在 CT 或 B 型超声引导下经胸壁肺穿刺，是诊断周围型肺癌的首选方法之一	技术要求高，有条件的医院才能开展
浅表淋巴结及皮下转移结节活组织检查	可疑肺癌的患者，若伴有浅表淋巴结肿大，可行浅表淋巴结活检，以获得病理学诊断	—

（三）建议 CT 引导下经皮肺穿刺与纤维支气管镜活检

该患者胸部 CT 提示肺部病变在肺部外周，患者全身浅表淋巴结无明显肿大，结合安全性及经济效益考虑，为提高疾病诊断率，选择了 CT 引导下经皮肺穿刺活检术与纤维支气管镜肺活检。

（四）CT 引导下经皮肺穿刺活检术

2020 年 10 月 26 日 CT 引导下经皮肺穿刺活检术（CT 定位），见图 7-34。

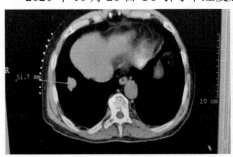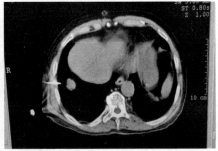

图 7-34　CT 引导下经皮肺穿刺活检术（CT 定位）

2020 年 10 月 26 日 CT 引导下经皮肺穿刺活检术取样，见图 7-35。

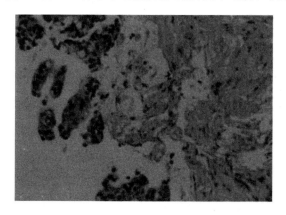

图 7-35　CT 引导下经皮肺穿刺活检术取样

2020 年 10 月 26 日 CT 引导下经皮肺穿刺活检术病理结果：送检小条肺组织（右肺组织）内可见灶性异型腺体，结合免疫组化考虑为转移性腺癌，以胃肠道系统来源可能性大。免疫组化 2027674 - A02#包括 CK7（-）、Napsin A（-）、SP - B（-）、TTF - 1（-）、CD56（-）、Syn（-）、CK20（+）、CDX - 2（+）、Villin（+）、Ki67（约 70%）。

2020 年 10 月 28 日纤维支气管镜，镜检图像见图 7-36。

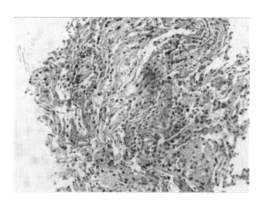

图 7-36　纤维支气管镜镜检图像

2020 年 10 月 28 日纤维支气管镜病理结果：送检少许肺组织（右下叶前基底段，钳夹活检），肺泡稍挤压，肺泡上皮增生，灶状肺泡腔内可见泡沫样组织细胞，间质纤维组织增生，炎症细胞浸润，碳末沉积，区域呈机化性肺炎改变；另见部分支气管黏膜慢性炎，请结合临床。免疫组化 A01 蜡块包括 CK7（+）、TTF‑1（+）、Syn（-）、p40（-）、p53（-）、Ki67 散在（+）；A02 蜡块包括 CK7（+）、TTF‑1（+）、Syn（-）、p40 支气管（+）、p53（-）、Ki67 散在（+）。

六、讨论

（一）经皮肺穿刺活检术适应证、禁忌证、并发症

适应证：需明确性质的孤立结节或肿块、多发结节或肿块、肺实变等；支气管镜、痰细胞学检查、痰培养无法明确诊断的局灶性肺实变；怀疑恶性的磨玻璃结节；已知恶性病变但需明确组织学类型或分子病理学类型（再程活检）；疾病进展或复发后局部组织学或分子病理学类型再评估（再程活检）；其他如支气管镜检活检失败或阴性的肺门肿块、未确诊的纵隔肿块、怀疑恶性的纵隔淋巴结等。

绝对禁忌证：严重心肺功能不全（如严重肺动脉高压）；不可纠正的凝血功能障碍。相对禁忌证：解剖学或功能上的孤立肺；穿刺路径上有明显的感染性病变；肺大疱、慢性阻塞性肺疾病、肺气肿、肺纤维化；机械通气（呼吸机）。

并发症：气胸、出血和咯血、胸膜反应、系统性空气栓塞；其他。

（二）日间/门诊活检

术前评估认为穿刺活检风险较低的患者，可以考虑在日间或门诊完成活检。门诊活检术后观察 4 小时无异常，复查胸片后可离院。术后必须随访至少 24 小时，嘱患者一旦出现异常不适或症状及时入院。

（三）准确率

经皮肺穿刺活检术在胸部恶性疾病（肺周围性病灶、肺门淋巴结、肺门肿物和纵隔肿物）诊断中具有很高的准确性。对恶性疾病诊断准确性为 64%～97%，对良性疾病诊断局限性大，准确性为 10%～50%，对肿瘤精准分型也有其局限性。病灶大小和位置、操作者经验、引导方式选择、现场

细胞学评估均可影响诊断准确性。

七、总结

本案例为右肺占位患者，CT引导下经皮肺穿刺活检结果提示转移性腺癌，以胃肠道系统来源可能性大。国内外多项研究表明，CT引导下经皮肺穿刺活检术创伤小、准确率高、操作安全，适宜开展。

（熊燕）

第十一节　病例11分享

一、病例介绍

患者陈某某，男，67岁，以咳嗽1年，气促半月为主诉入院。患者1年前无明显诱因出现咳嗽，较剧烈，多为干咳，夜间为甚，无咯血，无低热、盗汗，无胸痛，无胸闷。口服中药治疗（具体不详），症状可好转。半月前出现气促，活动时明显。门诊以慢阻肺收治。自发病来，患者精神一般，食欲一般，睡眠良好，大小便正常，体重无明显变化。

既往史：既往体健。否认输血史，否认食物、药物过敏史。个人史：吸烟50余年，约每天20支，未戒烟；饮酒30余年，约每天1L，戒酒10年。

体格检查：体温为36.4℃，脉搏为每分钟105次，呼吸为每分钟20次，血压为151/79 mmHg，血氧饱和度为97%，未吸氧。神清，全身浅表淋巴结触及肿大。气管居中。胸廓对称无畸形，胸骨无压痛，语颤未见异常，双肺叩诊呈清音，双肺呼吸音清晰，未闻及干湿性啰音。心率为每分钟80次，律齐，心音未见异常，无杂音。腹软，全腹无压痛，无肌紧张及反跳痛，腹部无包块，肝脾肋下未触及，肠鸣音未见异常。双下肢无水肿。

入院后完善相关检查：血气分析：pH为7.41，PaO_2为79 mmHg，$PaCO_2$为42 mmHg，HCO_3^-为26.6 mmol/L，BE为1.7 mmol/L，SaO_2为96%，FiO_2为21%；

血常规大致正常。血栓止血：D-二聚体定量 1.42 mg/L，纤维蛋白（原）降解产物 5.50 ug/mL；红细胞沉降率 21 mm/h；C 反应蛋白 20.20 mg/L。心电图正常。肺功能：FVC 为 2.96 L，FEV_1 为 1.98 L，FEV_1/FVC 为 66.90%，提示轻度阻塞性肺通气障碍（三分法）。FeNO 为 12 ppb，CaNO 为 4.7 ppb。2020 年 11 月 27 日胸部增强 CT 示右上肺 42 mm×34 mm 及左肺门旁 24 mm×29 mm 肿块，考虑肺癌并肺内转移，纵隔多发肿大淋巴结（图 7-37）。全腹部增强 CT 示肝内多发低密度灶，考虑转移瘤可能性大；肝门区及腹膜后多发增大淋巴结，淋巴结转移灶，T_{12} 椎体改变，性质待定，建议进一步 MRI 检查；肝囊肿，肝 S_2 小血管瘤，胆囊结石、胆囊炎，左肾囊肿。淋巴结彩超示双侧颈部、腋窝低回声结节，考虑淋巴结。头颅增强 MRI 示右侧额、颞叶及双侧顶叶深部白质高信号 Fazekas Ⅰ级。

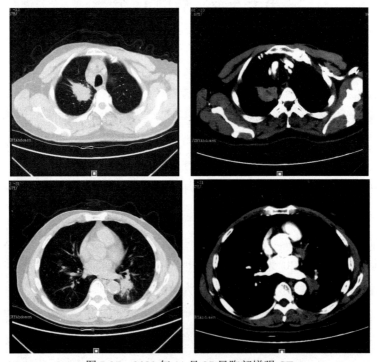

图 7-37　2020 年 11 月 27 日胸部增强 CT

二、初步诊断

该患者目前诊断：双肺病变性质待查，考虑为肺癌、肺结核、炎症，或其他。

三、病情总结

该患者为老年男性，有吸烟史；咳嗽 1 年，气促半月入院；心肺腹体查未见明显异常。胸部增强 CT 提示右上肺 42 mm×34 mm 及左肺门旁 24 mm×29 mm 肿块，考虑肺癌并肺内转移。

四、明确诊断

该患者有咳嗽、气促表现，胸部增强 CT 提示右上肺 42 mm×34 mm 及左肺门旁 24 mm×29 mm 肿块，考虑肺癌并肺内转移；纵隔多发肿大淋巴结，临床高度考虑肺癌，拟完善肺组织活检。

CT 引导下经皮肺穿刺活检术：2020 年 11 月 29 日在 CT 引导下行经皮肺穿刺活检术，穿刺 5 次取得鱼肉样细组织 5 条送检，术后无出血、气胸等不适。术后病理结果回报：（右上肺组织）穿刺活检小组织，查见鳞状细胞癌，大致高—中分化，具体如图 7-38。免疫组化 2031858-A02#包括 CK7（－）、Ki67（＋，10%）、p40（＋）、p63（＋）、TTF-1（－）、Napsin A（－）、SP－B（－）、Syn（－）、ALK（D5F3）（－）、ALK（N）（－）。

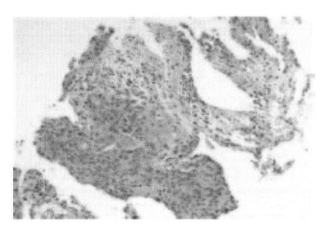

图 7-38　2020 年 11 月 29 日经皮肺穿刺病理镜下图

综上，明确诊断为右肺鳞癌，cT4N0M1c，IV_B 期。

五、讨论

肺恶性肿瘤的治疗如下。

由于肺恶性肿瘤侵袭性高且早期缺乏有效的发现手段，导致国内大部分肺癌患者就诊时已是Ⅳ期。化疗是治疗Ⅳ期肺癌的基石，但疗效不佳。近年来，随着分子靶向治疗、免疫治疗的飞速发展，Ⅳ期肺癌的治疗理念在不断发生变化，患者的生存情况也得到了很大改善。

Ⅳ期肺癌应采用以全身治疗为主的综合治疗原则，根据患者的病理类型、分子遗传学特征和机体状态制定个体化的治疗策略，以期最大限度地延长患者生存时间、控制疾病进展速度、提高患者生活治疗质量。中华医学会肺癌临床诊疗指南对于非小细胞肺癌不同分期的治疗详见图7-39至图7-44。体力状况分析标准：①正常活动；②症状轻，生活自在，能从事轻体力活动；③能耐受肿瘤的症状，生活自理，白天卧床时间不超过50%；④肿瘤症状严重，白天卧床时间超过50%，但还能起床站立，部分生活自理；⑤病重卧床不起；⑥死亡。

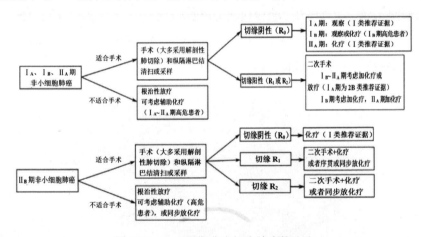

图7-39　Ⅰ～Ⅱ期非小细胞肺癌的治疗

注：若未特别标注，所有推荐均为2A类推荐证据。R_0：完整切除切缘；R_1：镜下发现不完整切除切缘；R_2：肉眼可见肿瘤残余。有高危因素的患者可考虑辅助化疗。高危因素包括低分化瘤（包括肺神经内分泌瘤，分化良好的除外）、血管受侵、楔形切除术后、肿瘤直径大于4 cm，累及脏层胸膜，淋巴结转移情况未知（Nx）。以上独立因素不一定为高危指征，在决定辅助化疗时需要纳入整体考量。

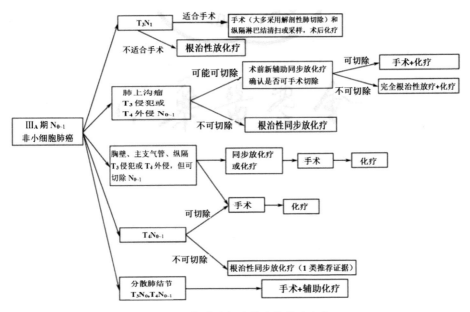

图 7-40　III期非小细胞肺癌的治疗方案 1

注：若未特别标注，所有推荐均为 2A 类推荐证据。T_3 侵犯为包括侵犯壁层胸膜（PL3）、胸壁（包括肺上沟瘤）、膈神经、心包壁；T_4 外侵包括侵犯横膈、纵隔、心脏、大血管、气管、喉返神经、食管、椎体、隆突。

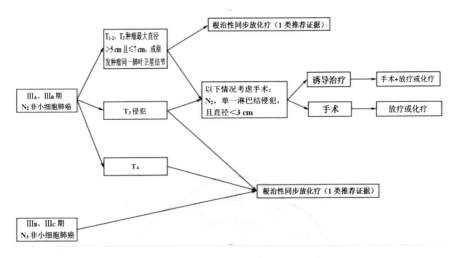

图 7-41　III期非小细胞肺癌的治疗方案 2

注：若未特别标注，所有推荐均为 2A 类推荐证据。T_3 侵犯：侵犯壁层胸膜（PL3）、胸壁（包括肺上沟瘤）、膈神经、心包壁。

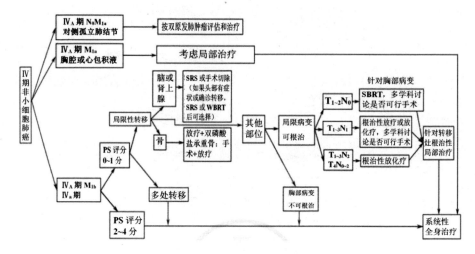

图 7-42 Ⅳ期非小细胞肺癌的治疗

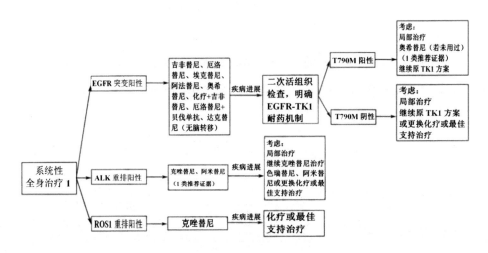

图 7-43 肺癌的系统性全身治疗方案 1

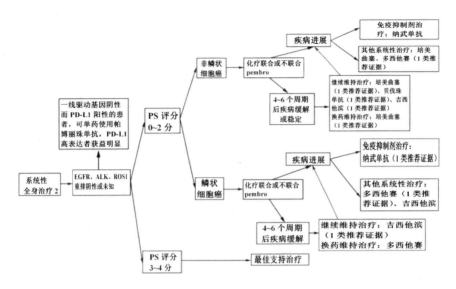

图 7-44　肺癌的系统性全身治疗方案 2

注：若未特别标注，所有推荐均为 2A 类推荐证据。PS：功能状态；SRS：立体定向放射外科；WBRT：全脑放疗；SBRT：立体定向放射治疗；EGFR：表皮生长因子受体；ALK：间变性淋巴瘤激酶；TKI：酪氨酸酶激酶抑制剂。

六、总结

该患者为 IV_B 期鳞癌患者，目前无手术指征，需完善基因检测明确有无基因靶点突变；其功能状态评分在 2 分以下，或可联合化疗。

（彭优）

第十二节　病例 12 分享

一、病例介绍

患者邓某某，男，52 岁，以左侧胸痛伴发热 10 余天为主诉入院。患者 10 余天前无明显诱因出现左侧胸痛不适，胸痛为阵发性钝痛，与呼吸运动、改变体位相关，同时伴有发热，常为午后发热，体温最高达 38.0 ℃，活动后感气促不适，夜间有盗汗不适，偶有咳嗽，咳少量白痰，无畏寒、咯血、胸闷胸痛、恶心、呕吐、腹痛、腹泻等不适。2021 年 7 月 2 日于邵东县第二人民医院就诊，完善胸部 CT 示左侧下肺大片状高密度致密影，考虑炎性样病变可能，左侧胸腔积液（包裹性）并压迫性肺不张，予以输液治疗后（具体不详）上述症状无明显好转，为求进一步诊治，遂来我院门诊就诊，门诊以胸腔积液查因收入院。起病以来，精神一般，食欲一般，睡眠良好，大小便正常，体重变化不详。

既往史：既往 30 年前有过肝炎病史，否认结核、伤寒、疟疾病等传染病史，否认高血压、心脏病史，否认糖尿病、脑血管疾病、精神疾病史，无手术史、外伤史，无输血史，否认食物、药物过敏史，预防接种史不详。个人史：有吸烟史，每 3 天 2 包，无饮酒史。余过敏史、家族史无特殊。

体格检查：体温为 36.3 ℃，脉搏为每分钟 78 次，呼吸为每分钟 18 次，血压为 111/73 mmHg，血氧饱和度为 96%，吸入氧浓度为 21%。神志清楚，精神好，胸廓对称无畸形，胸骨无压痛，双侧呼吸动度未见异常，语颤未见异常，双肺叩诊呈清音，左下肺呼吸音低，余肺呼吸音清晰，未闻及干湿性啰音。心前区无隆起，心尖冲动位于左侧第五肋间锁骨中线内 0.5 cm，无震颤，心浊音界未见异常，心率为每分钟 78 次，律齐，心音未见异常，无杂音。腹平软，无压痛及反跳痛，腹部无包块，肝脾肋下未触及，双下肢无水肿。

辅助检查：在 2021 年 7 月 2 日邵东市人民医院的检查中，患者胸部 CT 示左侧下肺大片状高密度致密影，考虑炎性样病变可能，左侧胸腔积液（包裹性）并压迫性肺不张。

入院后完善相关检查：血常规：白细胞计数 7.63（×10^9/L），中性粒细胞百分比 77.3%，血红蛋白 115 g/L，血小板计数 347（×10^9/L）。C 反应蛋白：92.30 mg/L。红细胞沉降率：95 mm/h。肝功能：白蛋白 32.42 g/L，碱性磷酸酶 289.2 U/L，γ-谷氨酰转肽酶 101.9 U/L，余项正常。凝血功能检测：定量纤维蛋白原 7.83 g/L，D-二聚体定量 3.66 mg/L，纤维蛋白（原）降解产物 11.9 μg/mL。肾功能、电解质、心肌酶、甲功三项、PCT、多肿瘤标志物、β-D-葡聚糖试验、半乳甘露聚糖抗原试验、隐球菌、血栓弹力图试验、三项呼吸道病毒核酸检测、肺癌七种自身抗体检测阴性。胸腔积液定位：双侧胸腔坐位扫查示左侧胸腔内探及液暗区，较深处约 62 mm，透声差，内可见多条分隔光带；右侧胸腔内未探及明显液暗区（包裹性，不宜定位）。

初步诊断：胸腔积液查因，考虑为结核相关、肿瘤，或其他。

二、明确诊断

2021 年 7 月 7 日患者行 CT 引导下胸腔穿刺术，胸腔积液相关检测结果回报。胸腔积液检测：颜色淡黄色，透明度混浊，凝固性无凝块，黏蛋白定性试验 1+，白细胞计数 730.00（×10⁶/L），红细胞计数 8100.00（×10⁶/L），中性粒细胞 0.90，淋巴细胞 0.10。胸腔积液生化：总蛋白 53.76 g/L，葡萄糖 3.43 mmol/L，乳酸脱氢酶 979.5 U/L，腺苷脱氨酶 15.26 U/L。胸腔积液癌胚抗原测定（化学发光法）：癌胚抗原 1.85 ng/mL。胸腔积液抗酸杆菌检测、结核/非结核分枝杆菌阴性。2021 年 7 月 12 日患者复查胸部 CT，CT 影像图见图 7-45。

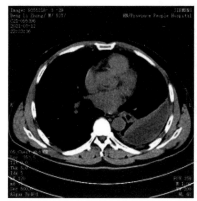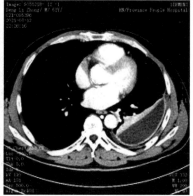

图 7-45　2021 年 7 月 12 日复查胸部 CT 影像学

2021 年 7 月 14 日患者再次行 CT 引导下行胸腔穿刺+胸膜活检术，胸腔积液结果回报如下。胸腔积液生化：总蛋白 51.38 g/L，葡萄糖 4.01 mmol/L，乳酸脱氢酶 1325.3 U/L，腺苷脱氨酶 17.19 U/L。胸腔积液检测：颜色淡黄色，透明度雾状，凝固性无凝块，黏蛋白定性试验 3+，白细胞计数 680.00（×10⁶/L），红细胞计数 540.00（×10⁶/L），中性粒细胞 0.90，淋巴细胞 0.10，胸腔积液癌胚抗原：1.54 ng/mL，胸腔积液病理：液基制片（胸腔积液）可见较多中性粒细胞，未见癌细胞，具体如图 7-46。

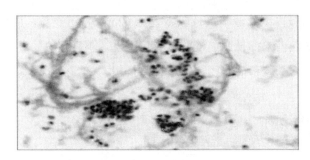

图 7-46 2021 年 7 月 14 日胸腔积液病理镜下图

左侧胸膜活检病理结果回报：穿刺活检（左侧胸膜），可见少量肌肉组织及胸膜纤维组织，局部见灶性中性粒细胞浸润及坏死，考虑化脓性炎性病变，具体如图 7-47。

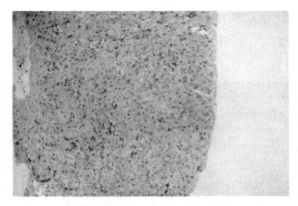

图 7-47 2021 年 7 月 14 日胸膜活检镜下图

最终诊断：左侧脓胸；双肺炎症（细菌可能）。

三、讨论

（一）胸膜活检术定义

借助手术器械经胸壁直接获取胸膜活体组织的检查。

（二）胸膜活检术适应证

壁层胸膜局限性、实质性肿块；原因不明的渗出性胸腔积液；原因不明的胸膜肥厚。

（三）胸膜活检术方法分类

（1）CT引导下经胸壁胸膜活检术。
（2）内科经胸腔镜胸膜活检术。
（3）超声引导下经胸壁胸膜活检术。

（四）CT引导下经胸壁胸膜活检术优势

（1）CT有良好的空间分辨率和密度分辨率，可准确显示病灶的大小、位置、外形以及与周围血管的方位关系及内部构成。

（2）CT可更准确地确定进针的部位、角度和深度，以避免损伤重要的血管和脏器，有效提高操作安全性、准确性和正确性。

（3）CT引导下经胸壁胸膜活检术虽然不能像胸腔镜那样在直视下观察整个胸膜病变，但可以直接在胸膜病变处多点取材，客观反映胸膜本身的病变性质，取得具有确诊意义的胸膜病理组织，除此之外，它还具有创伤小、费用低、安全性高、并发症少等优点。在一项研究中，50例患者行CT引导下经胸壁胸膜活检术成功49例，成功率为98%。在49例穿刺成功的患者中，有4例患者进行了3次穿刺，18例患者进行了2次穿刺，其他患者均进行1次穿刺；49例穿刺患者中有误诊3例，准确率为93.9%；49例患者的敏感度和特异性分别为93.7%和100%；并发症方面，有8例（16.3%）发生了气胸。在另一项研究中，50例患者行常规胸膜活检术成功46例，成功率为92%。在46例穿刺成功的患者中，有6例患者进行了3次穿刺，22例患者进行了2次穿刺，其他患者均进行1次穿刺；46例穿刺患者中误诊4例，准确率为91.3%；46例患者的敏感度和特异性分别为90.7%和98%；并发症方面，有12例（26.1%）发生了气胸。有研究显示，在细胞学检查阴性的恶性胸水患者中，有7%～12%通过CT引导下经胸壁胸膜活检术确诊。总之，CT引导下经胸壁胸膜穿刺活检术优于常规胸膜活检术。

四、总结

CT 引导下经胸壁胸膜活检术可提高胸膜活检术的阳性诊断率，为诊断不明原因的胸腔积液提供了可靠依据。总而言之，CT 引导下经胸壁胸膜活检术准确性高，安全性好，并发症发生率低，是一种高效、准确和微创的定性诊断方法，值得临床推广。

（石莉芳）

第十三节　病例 13 分享

一、病例介绍

患者张某，女，40 岁，以发现右肺结节 1 个多月为主诉入院。患者 1 个多月前体检发现右肺结节，偶有咳嗽，无发热、盗汗、咯血、胸闷、气促等不适，在家未予以特殊处理。于门诊就诊，完善肺部高分辨 CT 后提示右肺下叶背段结节灶，考虑为 LU-RADS 3 类结节，建议抗感染治疗后复查，右肺下叶前基底段胸膜下少许炎症。门诊以右下肺结节查因收入院。起病以来，患者精神、睡眠、饮食尚可，大小便正常，体重未见明显变化。

既往史：患者 3 年前无明显诱因咳嗽，诊断可能为咳嗽变异性哮喘，予以沙美特罗替卡松吸入+复方甲氧那明口服治疗后症状缓解。有过敏性鼻炎病史。有乙肝小三阳病史，未治疗。否认食物、药物过敏史。个人史：无吸烟、饮酒史。否认肿瘤疾病家族史。

体格检查：体温为 36.6 ℃，脉搏为每分钟 88 次，呼吸为每分钟 20 次，血压为 101/66 mmHg，氧饱和度为 99%，未吸氧。胸廓无畸形，双侧呼吸动度对称，语颤无增强，双肺叩诊清音，双肺呼吸音清晰，未闻及干湿性啰音和胸膜摩擦音。心率为每分钟 88 次，律齐，心音正常，各瓣膜听诊区未闻及病理性杂音。腹部平软，全腹无压痛及腹肌紧张。关节无红肿。双下肢无浮肿。

辅助检查：门诊肺功能显示 FEV_1 为 3.17 L，FEV_1%pred 为 118.3%，FVC

为 3.86 L，FVC%pred 为 124.0%，FEV_1/FVC 为 82.10，肺通气功能正常；支气管激发试验阴性；呼气一氧化氮测定报告显示 FeNO 为 12 ppb，CaNO 为 7.7 ppb。支气管镜检查：①常规支气管镜检查未见异常。病理结果显示液基制片（肺泡灌洗液）可见鳞状上皮细胞、支气管柱状上皮细胞、吞噬细胞及炎细胞，未见癌细胞。②胸部 HRCT（图 7-48）显示右下肺背段结节灶，约 8 mm。血气分析（FiO_2 21%）显示 pH 为 7.46，$PaCO_2$ 为 28 mmHg，PaO_2 为 114 mmHg，HCO_3^- 为 19.9 mmol/L，BE 为-2.9 mmol/L，SaO_2 为 99%。输血前检查：乙肝病毒表面抗原大于 130.0 IU/mL。三大常规、肝肾功能、血脂、电解质、心肌酶、凝血功能、D-二聚体、C 反应蛋白、血糖、血脂、大小便常规均正常。心电图显示窦性心律，正常心电图。

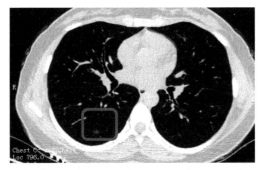

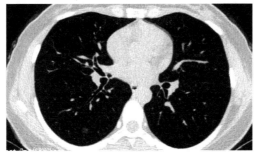

图 7-48　胸部 HRCT 显示右下肺背段结节灶

二、初步诊断

该患者目前诊断：①右下肺结节性质待定；②过敏性鼻炎；③病毒性肝炎，慢性乙型。

三、病情总结

该患者为中年女性，发现右下肺结节1月余，心肺腹查体未见明显异常。既往体健，无吸烟史，无肿瘤疾病家族史。胸部CT显示右肺下叶背段结节灶（约8 mm混合磨玻璃结节）。

四、明确诊断

根据《肺结节诊治中国专家共识（2018年版）》，该患者病灶为孤立性混合磨玻璃结节，不小于8 mm，推荐3个月影像随访，若结节持续存在，建议PET/非手术活检/手术切除进一步评估。笔者建议患者间隔3个月后进行低剂量CT随访，但患者心态焦虑，仍要求行肺组织活检进一步明确，于2020年11月3日行CT引导下经皮肺穿刺活检术。该患者肺组织病理活检（图7-49）及免疫组化结果提示为右下肺组织病理非典型腺瘤样增生。

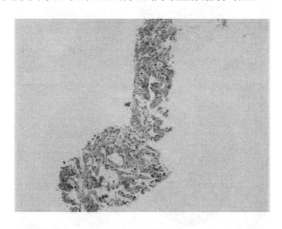

图 7-49　右下肺组织病理非典型腺瘤样增生

五、肺结节定义与分类

影像学表现为直径不超过3 cm的局灶性、类圆形、密度增高的实性或亚实性肺部阴影，可为孤立性或多发性，不伴肺不张、肺门淋巴结肿大和胸腔积液。肺结节测量：小于 10 mm 的结节，测量（最大长径+垂直短径）/2；大于 10 mm 的结节，记录最大长径及垂直短径。注意事项：同一层面，通常为轴位，如矢状位或冠状位为最大长径时则以最大长径所在切面为准；测量至整数毫米；多发结节测量最大者或者最可疑者；混合磨玻璃结节，既要测量结节大小，又要测量实性成分大小。根据该患者 CT，存在右下肺 8 mm 孤立性混合磨玻璃结节。

六、指南推荐肺结节评估

（一）评估手段

根据《肺结节诊治中国专家共识（2018 年版）》，评估手段包括临床信息、影像学、肿瘤标志物、功能显像、非手术和手术活检。

（二）影像学诊断要点和临床恶性概率评估

（1）影像学诊断要点包括外观评估、内部特征、功能显像、定期随访。

（2）费莱舍尔学会指南关于恶性肿瘤可能性的评估：低风险（<5%）应符合年轻、较少吸烟、既往无恶性肿瘤病史、结节小、边缘规则、非上叶病灶特征。高风险（>65%）应符合年老、重度吸烟、既往有恶性肿瘤病史、结节较大、边缘不规则、上叶病灶特征。中度风险（5%～65%）应具有高风险和低风险混合特征。

（3）该患者为 40 岁中年女性，无吸烟饮酒史，既往无恶性肿瘤病史，无肿瘤疾病家族史，结节为 8 mm 左右的边缘清晰、形态规则的磨玻璃结节，考虑为低风险。

七、指南推荐肺磨玻璃结节处理原则

（1）NCCN：该患者为单个小于 19 mm 的磨玻璃结节，建议患者每年低剂量 CT 随访。

表 7-4　NCCN 推荐磨玻璃结节管理方案

结节类型	处理推荐方案
≤19 mm	每年低剂量 CT 随访
≥20 mm	间隔 6 个月低剂量 CT 随访

注：值得注意的是，即使因高度怀疑为恶性肿瘤行活检或手术切除明确为良性，此类人群仍然需要每年低剂量 CT 筛查，直至筛查对象不再为肺癌潜在患者（关于随访终止时间目前尚无明确定论）。

（2）费莱舍尔学会指南：该患者为单个 8 mm 亚实性结节，根据费莱舍尔学会指南（表 7-5），建议患者在 6～12 个月之间复查 CT，如持续存在，5 年内每 2 年行 CT 检查。

表 7-5　费莱舍尔学会指南处理方案

结节类型（单个）	<6 mm	≥6 mm	处理推荐方案
纯磨玻璃	无须常规随访	6～12 个月复查 CT，若持续存在，5 年内每 2 年复查 CT	对于某些<6 mm 的可疑结节考虑 2 年和 4 年随访，如果实性成分增加或结节增长，考虑切除
混合磨玻璃	无须常规随访	3～6 个月复查 CT，若持续存在或实性成分仍>6 mm，5 年内每年复查 CT	实践中，混合磨玻璃结节定义应满足≥6 mm，且<6 mm 的结节通常不需要随访。持续存在的实性成分≥6 mm 的结节应高度怀疑
多发低危	3～6 个月查 CT，若稳定，2 年和 4 年复查 CT	3～6 个月复查 CT，随后参考最可疑结节进行处理	多发<6 mm 的纯磨玻璃密度结节通常为良性，但是高危患者应考虑 2 年和 4 年随访（推荐 5A）

（3）《肺结节诊治中国专家共识（2018 年版）》：该患者为 8 mm 亚实性结节，根据《肺结节诊治中国专家共识（2018 版）》（表 7-6），建议患者在第 3、6、12 和 24 个月时影像随访，无变化者随后转为常规年度检查。注意事项：随访期间结节增大或实性成分增多，通常提示为恶性，需要考虑手术切除。

表 7-6　亚实性肺结节的临床管理流程

结节类型	处理推荐方案
孤立性纯磨玻璃结节	
≤5 mm	6 个月影像随访，随后行胸部 CT 年度随访
>5 mm	3 个月影像随访，若无变化，则年度常规随访 如直径＞10 mm，需考虑非手术活检/手术切除
孤立性混合磨玻璃结节	
≤8 mm	3、6、12 和 24 个月影像随访，若无变化，则年度常规随访
>8 mm	3 个月影像随访，若持续存在，随后建议 PET、非手术活检、手术切除进一步评估 随访期间结节增大或实性成分增多，通常提示为恶性，需考虑手术切除 实性成分≤8 mm 的混杂性病灶不推荐 PET

八、总结

本例患者为青年女性，既往体健，无高危因素，考虑右下肺结节恶性的可能性小，按照指南推荐的管理流程，建议患者 3 个月后影像随访，但患者存在心理焦虑，希望得到更为积极的处理，最后选择了经皮肺穿刺活检术，术后病理证实为癌前病变。肺结节的处理诊断不只是医师的问题，医师要与患者一起考虑最终是否需要手术治疗，积极鼓励患者参与决策过程。

（倪嘉敏）

第十四节 病例 14 分享

一、病例介绍

患者蒋某某，男，47 岁，以右侧胸痛 1 个月为主诉入院。患者自诉 1 个月前受凉后突发右侧胸痛，呈持续性胀痛，疼痛剧烈，难以忍受，伴胸闷、腹胀，无畏寒、发热，无咳嗽、咳痰，无咯血、气促，无恶心、腹痛，无乏力、盗汗等不适。2020 年 10 月 26 日患者就诊于东莞市某医院，完善胸部 CT 提示右肺上叶磨玻璃样结节灶，右肺上叶及中叶感染，双上肺肺大疱，予以头孢抗感染治疗 1 周后症状稍好转。2020 年 11 月 4 日复查胸部 CT 提示肺部感染较前吸收，右肺上叶磨玻璃样结节灶较前相仿。2020 年 11 月 10 日行 PET 提示右肺上叶磨玻璃样结节，考虑恶性病变可能性大，建议活检。现患者仍有右侧胸痛，呈隐痛，伴胸闷，为求进一步治疗，遂来就诊，门诊以右肺结节查因收治。本次起病以来，患者精神、食欲、睡眠正常，大小便正常，体重无明显变化。

既往史：既往有乙肝小三阳及慢性胃炎病史，具体不详。否认手术、外伤、输血史，否认食物、药物过敏史。个人史：无吸烟、饮酒史。

体格检查：体温为 36.3 ℃，脉搏为每分钟 59 次，呼吸为每分钟 20 次，血压为 117/81 mmHg，SaO_2 为 98%，未吸氧。神清，慢性病容，全身浅表淋巴结未触及肿大。胸廓无畸形，双侧呼吸动度对称，语颤无增强，双肺叩诊清音，双肺呼吸音低，双肺未闻及干湿性啰音及胸膜摩擦音。心界无扩大，心率每分钟 59 次，律不齐，无杂音。腹部平软，全腹无压痛、反跳痛及腹肌紧张，肝脾肋缘下未及，肠鸣音正常，无杵状指（趾）。双下肢无浮肿。

辅助检查：东莞市某医院 2020 年 10 月 26 日胸部 CT 示右肺上叶磨玻璃样结节灶，右肺上叶及中叶感染，双上肺肺大疱，考虑左肾结石可能为胆囊炎。2020 年 11 月 4 日复查胸部 CT 示右肺上叶磨玻璃样结节灶，较前相仿，右肺上叶及中叶感染，较前稍吸收，双上肺肺大疱；左肾结石、左肾积水；考虑可能为胆囊炎。东莞市某三甲医院 2020 年 11 月 10 日 PET：①右肺上叶磨玻璃样结节，代谢轻度活跃，考虑恶性病变可能性大，建议活检。纵隔内及双侧肺门处肿大淋巴结，代谢明显活跃，反应性增生可能性大，建议随访。右肺中叶局部膨胀不全，部分支气管扩张。右肺上叶肺大疱。左肺下叶纤维灶。大动脉（含冠脉）硬化。②双肾结石，左侧输尿管下段结石伴左肾积水，前列腺钙化灶。③右侧肩胛骨周围肌肉、双侧股内侧肌生理性摄取。④脊柱退行性变。

入院后完善相关检查：血常规：WBC 为 5.48（×10^9/L），N% 为 65.3%，L% 为 24.1%，HGB 为 125 g/L，PLT 为 156（×10^9/L）。C 反应蛋白、降钙素原、血沉均在正常范围内。大、小便常规、大便隐血、电解质、肝肾功能、凝血功能、心肌酶、血糖、血脂、甲状腺功能三项、多肿瘤标志物 12 项均未见明显异常。输血前四项显示乙型肝炎病毒表面抗原大于 130；乙肝三对显示乙型肝炎病毒表面抗原 2347.01，乙型肝炎病毒表面抗体小于 2.00，乙型肝炎病毒 e 抗原阴性，乙型肝炎病毒 e 抗体阳性，乙型肝炎病毒核心抗体阳性；乙型肝炎病毒 DNA 定量 HBV-DNA 1.97E+04。肺炎支原体、衣原体检测未见异常；隐球菌荚膜抗原检测阴性；β-D 葡聚糖试验小于 37.5；半乳甘露聚糖抗原试验不超过 0.25。2020 年 11 月 27 日胸部增强 CT（高分辨）示右上肺磨玻璃结节 LU-RADS 4 类（大小约 1.2 cm×1.4 cm），建议进一步检查；右中肺少许炎症；左肾积水，原因待查（图 7-50）。24 小时动态心电图：窦性心律，频发性室性期前收缩，偶发性房性期前收缩，短阵性室性心动过速，心率变异性 SDNN 大于 100。心脏彩超：三尖瓣轻度返流，左心功能测值正常范围，心律不齐。腹部彩超：肝实质弥漫性病变，考虑为胆囊壁毛糙考虑继发性改变，胆囊壁多发胆固醇结晶，左侧输尿管上段扩张并左肾轻度积水，提示梗阻，左肾多发小结石。泌尿系统增强 CT：左侧输尿管末端结石并左肾及左侧输尿管轻度扩张、积水；门静脉及下腔静脉增粗，需结合临床判断。

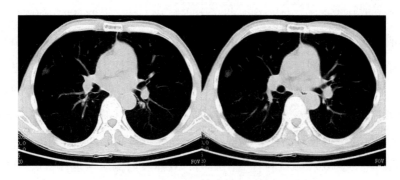

图 7-50　2020 年 11 月 27 日胸部增强 CT（高分辨）

初步诊断：①右肺上叶结节查因考虑围为感染、肺癌，或其他；②右上肺肺大疱；③支气管扩张；④双肾结石；⑤左肾输尿管结石并左肾积水；⑥慢性乙型病毒性肝炎。

二、诊疗经过

入院后予以盐酸左氧氟沙星抗感染治疗、溴己新化痰、薄芝糖肽增强免疫力、稳心颗粒护心等对症支持治疗。排除相关禁忌证，于 2020 年 12 月 2 日行 CT 引导下经皮肺穿刺活检术。术中取材满意，患者术后无咯血、气促等不适。术后病理结果回报：（右肺组织）肺腺癌，贴壁状生长为主型。穿刺组织局限，不能明确浸润情况（图 7-51）。免疫组化：CK7（＋）、TTF-1（＋）、NapsinA（＋）、CK5/6（＋）、p40（－）、p53（＋）、p63（－）、Sp-B（＋）、Syn（弱＋）、CgA（－）、癌胚抗原（灶＋）、Ki67（约 5%）。

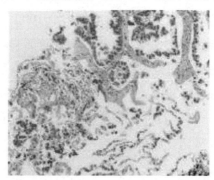

图 7-51　2020 年 12 月 2 日经皮肺穿刺病理镜下图

2020 年 12 月 12 日患者就诊于心胸外科，因动态心电图提示频发室性期前收缩，于 2020 年 12 月 17 日行心内电生理检查+射频消融术，术后多次复查心电图均提示窦性心律，心电图正常。在排除相关禁忌证，行充分术前准备后，于 2020 年 12 月 23 日在全麻插管下行单孔胸腔镜右上肺癌根治术+肺大疱切除术+胸膜粘连烙断术。术后予以头孢哌酮钠舒巴坦钠抗感染及切口定期换药等对症处理，病情好转，2020 年 12 月 29 日患者出院。术后病理结果回报：①右上肺及肿块浸润性肺腺癌，沿肺泡壁生长为主型，大小约 1.2 cm×0.9 cm×0.7 cm，紧邻脏层胸膜，未见明确脉管内癌栓及神经侵犯，余肺组织充血，支气管切缘、吻合钉切缘净；②右侧第 2 组淋巴结反应性增生（0/8）；③第 4 组淋巴结反应性增生（0/3）；④第 7 组淋巴结反应性增生（0/1）；⑤第 10 组淋巴结反应性增生（0/1）；⑥第 11 组淋巴结反应性增生（0/7）；⑦第 12 组淋巴结反应性增生（0/4）；⑧第 13 组淋巴结反应性增生（0/2）；⑨右中肺大疱。免疫组化：CD66（－）、CgA（－）、CK5/6（－）、CK7（＋）、Napsin A（＋）、p63（－）、SP-B（＋）、Syn（－）、TTF-1（＋）、Ki67（+，热点区 10%）。

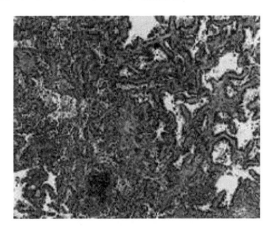

图 7-52　2020 年 12 月 23 日心胸外科术后病理镜下图

2021 年 1 月 25 日患者返院复查胸部 CT：右上肺切除术后改变；右上胸腔内少量包裹性积液积气；右肺少许纤维灶；心包少量积液（图 7-53）。术后预后良好。

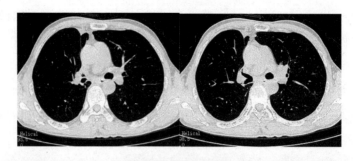

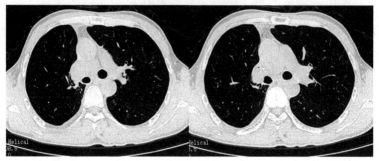

图 7-53 2021 年 1 月 25 日患者返院复查胸部 CT 平扫

三、讨论

根据国际肺癌研究协会颁布的最新非小细胞肺癌 TNM 分期标准,该患者:①肿块大小为 1.2 cm×0.9 cm×0.7 cm,T1b;②未见淋巴结转移,N0;③无远处转移,M0;④TNM 分期为 T1bM0N0 ⅠA 2 期,属于早期肺癌。对于早期非小细胞肺癌,指南推荐外科手术根治性切除,对于无法耐受根治性手术切除或拒绝手术的患者,可考虑立体定向放射治疗(SBRT)、冷冻消融、射频消融等其他局部治疗方式。

(一)SBRT

SBRT 是指应用专用设备对体部(颅外)肿瘤进行准确定位和照射的治疗方法。适应证:不可手术的早期非小细胞肺癌患者,包括高龄、严重内科疾病和 T1～2N0M0 期。可手术但拒绝手术的早期非小细胞肺癌患者。不能行或拒绝接受病理诊断的临床早期肺癌,在满足下列条件的情况下,可考虑进行

SBRT：①明确的影像学诊断显示病灶在长期随访（＞2年）过程中进行性增大，或者磨玻璃影的密度增高、比例增大，再或者伴有血管穿行及边缘毛刺样改变等恶性特征；至少两种影像检查（如胸部增强+1～3 mm薄层CT和全身PET或CT）提示恶性；②经肺癌MDT讨论确定；③患者及家属充分知情同意。相对适应证：T3N0M0；同时性多原发非小细胞肺癌。不良反应：总体来说，在安全剂量范围内，早期非小细胞肺癌患者行SBRT的不良反应可控，且大部分不良反应均无须处理。肿瘤的部位和大小是SBRT不良反应最重要的风险因素。周围型肺癌行SBRT的风险较低、不良反应较小，主要包括胸壁疼痛和肋骨骨折。对于肺尖部的病变，可出现臂丛神经损伤。中央型肺癌SBRT的不良反应相对较大，包括气管瘘、气管坏死、支气管狭窄、咳血和放射性食管炎等。对于可手术的早期非小细胞肺癌，尽管有回顾性和小样本前瞻性临床研究证实SBRT与根治性手术的疗效相当，但仍需要大规模前瞻性III期研究数据来证实SBRT能作为可手术早期非小细胞肺癌的治疗选择。

（二）冷冻消融

冷冻消融是一种根据焦耳-汤姆孙效应，以氩气为冷媒快速降温、以氦气为热媒快速升温以破坏肿瘤细胞的微创手术技术。低温可使肿瘤细胞内形成冰晶，快速升温可使细胞内冰晶爆破，最终使癌细胞坏死。

适应证：①I、II期、部分IIIa期（T3N1M0、T12N2M0）和局限期（T1-2N0-1M0）非小细胞肺癌，不能手术切除的癌灶和不能耐受手术；②其他部位恶性肿瘤发生肺转移癌；③经新辅助治疗有效的N2非小细胞肺癌；④转移性单发或多发癌灶、肺功能良好；⑤高龄或无法耐受全身麻醉开胸手术；⑥检查示癌灶不能完全切除；⑦对化疗或靶向药治疗耐药；⑧肿瘤体积巨大，累及纵隔、心包，需减瘤；⑨局部癌灶稳定但不能消失或缩小不明显。

禁忌证：①癌灶呈现弥漫性，消融治疗无法改善病情；②消融癌灶同侧恶性胸腔积液未得到很好控制；③大血管包绕癌灶导致穿刺困难；④肺功能严重受损，最大通气量小于40%；⑤严重出血，血小板计数小于$70×10^9$/L和凝血功能严重紊乱；⑥重要脏器官功能严重不全、严重贫血、脱水和营养代谢严重紊乱，无法在短期内纠正或改善。近年来多项研究表明CT引导下经皮冷冻消融治疗早期肺癌局部失败率较低,患者总生存时间与叶下切除术和射频消融治疗相当,且手术侵入性小,可作为不可切除的早期肺癌患者的治疗选择。

（三）射频消融

射频消融利用频率低于 30 mHz（通常为 460～480 kHz）的交变高频电流,通过电极针和位于解剖学远端（如腿部）的电极板,或电极针上相邻安装的两个电极形成电流回路,电极针尖端释放的电流使活性电极附近的组织内离子震荡,引起摩擦生热,将电能转化为热能,当局部温度处于 60～100 ℃时,可使肿瘤细胞蛋白质变性和凝固性坏死。临床研究表明射频消融对于肺部肿瘤具有一定的疗效,但在能耐受手术根治性治疗的早期非小细胞肺癌患者中,手术根治治疗的局部控制和远期生存情况明显优于射频消融治疗。

四、总结

手术根治治疗仍然是早期非小细胞癌患者的治疗金标准,所以该患者实施了手术根治治疗。然而,对于无法耐受手术或拒绝手术治疗的早期非小细胞癌患者,SBRT、冷冻消融、射频消融等也具有一定的疗效,甚至在某些方面拥有不亚于手术根治治疗的优势,因此,医师需严格掌握上述治疗方式的适应证、禁忌证,详细告知患者相关并发症,并根据患者自身情况"量体裁衣",这样才能实现患者健康利益的最大化。

（欧阳雯）

第十五节　病例 15 分享

一、病例介绍

患者何某某，男，58 岁，以发现左肺病变 8 个月为主诉入院。患者 2020 年 4 月因突发性耳聋在外院住院期间完善的胸部 CT 提示左上肺占位性病变（具体不详）；患者无咳嗽、咳痰，无发热、畏寒，无胸闷、胸痛、气促等不适，自身未予重视，未行特殊治疗。患者为求复查于 2020 年 12 月 13 日前往道县人民医院就诊，完善相关检查后，考虑诊断为左肺占位性质待定，建议前往上级医院明确病变性质，遂于我院门诊就诊，门诊以左肺占位性质待定收入治疗。起病以来，患者精神、饮食正常，睡眠一般，大小便正常，体重无明显变化。

既往史：有神经性耳聋（右）病史 8 月，余无特殊。

体格检查：体温为 36.5℃，脉搏为每分钟 70 次，呼吸为每分钟 20 次，血压为 132/63 mmHg，血氧饱和度为 96%，吸入氧浓度为 21%。神志清醒，全身浅表淋巴结未触及肿大。气管居中。胸廓对称无畸形，胸骨无压痛，双侧呼吸动度未见异常，语颤未见异常，双肺叩诊呈清音，双肺呼吸音稍粗，未闻及干湿性啰音。心率每分钟 70 次，律齐，心音未见异常，各瓣膜听诊区未闻及病理性杂音。腹平坦，未见腹壁静脉曲张，未见胃肠型及蠕动波。腹壁软，全腹无压痛，无肌紧张及反跳痛，腹部无包块。肝脾肋下未触及，肝肾脏无叩击痛，移动性浊音阴性，肠鸣音未见异常。双下肢无水肿。

辅助检查：胸部增强 CT 示左肺上叶尖后段结节病变，考虑为周围型肺癌可能性大；右肺上叶前段、左肺下叶后基底段小结节灶，有炎性结节可能。

入院后完善相关检查：肾功能：尿酸 574.8 μmol/L。心肌酶：心型肌酸激酶 33 U/L。血常规、电解质、凝血功能、尿常规、肝功能、血糖、大便常规及隐血、输血前四项均正常。心电图示窦性心动过缓。入院胸部 CT 如图 7-54 所示。

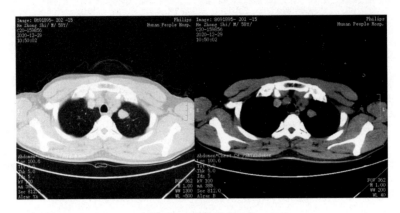

图 7-54 入院胸部 CT

二、初步诊断

该患者目前诊断：①左肺病变查因考虑肺癌、肺结核，或其他；②神经性耳聋。

三、病情总结

该患者为中年男性，既往有吸烟史，无咳嗽、咳痰、咯血等症状，体检发现左肺病变 8 个月。体查胸肺腹未见明显异常，肺部听诊呼吸音稍粗。胸部增强 CT 提示左肺上叶尖后段结节为周围型肺癌可能性大。

四、诊疗经过

根据《中华医学会肺癌临床诊疗指南（2019 年版）》，结合患者外院胸部增强 CT，考虑该患者左上肺结节恶性程度高，为了明确诊断，排除禁忌证后予以 CT 引导下经皮肺穿刺活检术。术中、术后患者无不适，术后复查未见气胸，可见少量出血。术后嘱患者卧床休息，加用氨甲环酸及酚磺乙胺止血治疗，注意咯血及呼吸困难等。病理结果回报：左肺组织低分化癌，结合免疫组化考虑肺腺癌（图 7-55）。免疫组化 2033986-A01#

包括 CD56（－）、CgA（－）、CK5/6（－）、CK7（＋）、Napsin A（弱+）、p63（－）、Syn（－）、TTF-1（－）、CK20（－）、Villin（＋）、CDX-2（＋）、Ki67（约 60%）。

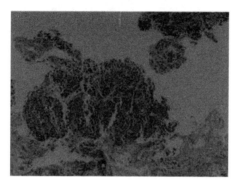

图 7-55　病理结果

后续治疗经过：患者于 2020 年 12 月 25 日因确诊左肺腺癌 3 天，咳嗽、咳痰、痰中带血 2 天第二次入住呼吸科，诊断为左肺腺癌 pT2aN0M0-ⅠA 期。有手术治疗指征，2020 年 12 月 30 日转至心胸外科行进一步手术治疗。完善术前准备后，于 2021 年 1 月 7 日在全麻下行胸腔镜下左上肺癌根治术和胸膜粘连烙断术。术后病理结果回报：左上肺及肿块低分化癌，结合免疫组化考虑低分化腺癌，肿块大小 3.5 cm×2.5 cm×1.5 cm，免疫组化 TTF-1 部表达，请临床做消化道、前列腺等部位检查，排除转移后考虑原发；肿块未侵犯胸膜，可见脉管内瘤栓，未见确切神经侵犯，支气管切缘及肺切缘净；支气管旁淋巴结反应性增生（0/7）（第 5 组、第 7 组、第 10 组、第 11 组淋巴结）未见转移癌（0/2、0/1、0/2、0/4）。免疫组化 2100215-E03#包括 Ki67（70%+）、CK5/6（－）、CK7（部分+）、p63（－）、p504s（灶+）、CEA（＋）、CDX-2（小灶弱+）、Napsin A（小灶弱+）、TTF-1（－）、CgA（－）、SP-B（－）、Villin（部分+）、CK19（灶+）、CK20（－）、PSA（－）、GATA3（－）、p40（－）、Vimentin（－）、CA19-9（－）。胸腔镜下图像显示见图 7-56。

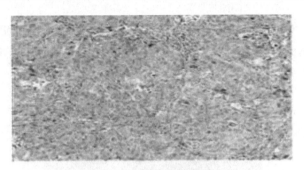

图 7-56　胸腔镜下图像显示

五、讨论

（一）早期肺癌的手术治疗

依据美国癌症联合委员会（American Joint Committee on Cancer，AJCC）的肺癌分期标准，早期肺癌主要为 TNM 分期中的Ⅰ期肺癌，随着 CT 的发展和普及应用，越来越多的早期肺癌可以通过 CT 筛查发现。

对于早期肺腺癌来说，手术切除仍是最主要的治疗手段。对于临床Ⅰ期肺腺癌患者，首选电视胸腔镜外科手术（VATS）；对于适合手术的临床Ⅰ期和Ⅱ期患者，首选 VATS 肺叶切除而非肺段切除；对于肺功能较差或合并其他疾病不能耐受肺叶切除的患者，则可考虑行肺段切除。临床Ⅰ期肺腺癌患者如不能耐受肺叶切除或肺段切除，可选择外科楔形切除。

（二）防止肿瘤累及切缘致术后局部复发的措施

（1）对于小于 2 cm 的病灶，切缘应大于病灶的最大径。

（2）对于不小于 2 cm 的病灶，切缘应大于 2 cm；但对于小于 2 cm 的磨玻璃结节，肺段切除要优于肺叶切除。

（3）手术时应行纵隔淋巴结取样或清扫，以便获得准确的病理分期，降低患者死亡率。

早期非小细胞肺癌的治疗虽以手术为首选，但也应结合患者的个体情况具体分析，选择最佳的治疗方案。辅助化疗对Ⅱ期以后的肺腺癌患者十分必要，但对Ⅰ期患者的作用不确定。完整切除的、病理分期在ⅠA期和ⅠB期的患者，不需术后化疗（但支气管切缘阳性者，应行术后放疗）；ⅡA期、ⅡB（N1）期的患者，则建议术后行以铂类为基础的化疗。对于T1-2N0的非小细胞肺癌患者，与系统性淋巴结采样相比，系统性淋巴结清扫在长期生存上并无优势，故并不推荐早期肺腺癌患者行系统性淋巴结清扫。

（三）肺癌常规放疗与SBRT的区别

放疗主要适用于拒绝手术或经多学科会诊认定不适合手术的患者。SBRT是一种高精度的放疗技术，近年来临床应用逐步增多。相对于传统放疗，SBRT既减少了患者的全身反应，又能在局部进行高强度的放疗。传统放疗整个疗程需5～7周，而SBRT只需1～5次治疗，对患者耐受程度要求更低。

研究表明，SBRT的治疗效果非常突出，肿瘤的局部控制率超过90%。同时，对于尚未获得手术病理诊断（如腺癌的病理类型等）及淋巴结分期者，SBRT的治疗方案也不受影响，所以，SBRT较标准放疗更适用于高手术风险的患者。

SBRT是颅脑立体定向放射外科技术的改进，单次剂量可高达10～20 Gy，远远高于常规放疗的2～3 Gy。其特点是局部高剂量，肿瘤生物有效剂量一般不低于100 Gy，高度适形，靶区外剂量迅速跌落。该技术在实施过程中要求较高，通常需要影像引导、精确固定以及控制呼吸动度的策略。

希瓦尔（Shirvani）等专家对不能手术的T1～2N0非小细胞肺癌进行了回顾性研究，对比了采用SBRT组和不治疗组两组患者的结果，两组患者的平均年龄分别是73岁和78岁，肿瘤的平均直径分别为3.2 cm和3.7 cm，从诊断日期开始算起，平均总生存时间分别是40个月和9.9个月，5年生存率分别是37%和6%。不治疗组77%患者死于肺癌，而SBRT组患者39%死于肺癌。

六、结论

近10年逐渐出现了许多针对早期非小细胞肺癌患者的新治疗方式，这些方式中有部分因没有足够临床证据而无法发挥理想作用。医师在为患者制定或推荐治疗方案时，应综合考虑患者原发肿瘤的大小、位置，患者的年龄、并发症、一般状况等临床证据。

（陆嘉欣）

第十六节　病例 16 分享

一、病例介绍

患者徐某，男，46 岁。以发现左肺病变 5 天为主诉到门诊就诊。患者自诉 5 天前因腹痛在外院行胸部+泌尿系 CT，发现左肺上叶结节状、粟粒状高密度影，无咳嗽、发热、寒战、乏力、盗汗、胸痛、胸闷、喘息等不适，当时未行特殊处理，为求进一步诊治，遂至门诊，门诊以左上肺病变性质查因收治。自发病来，患者精神、食欲、睡眠一般，大小便正常，体重无明显变化。

既往史：否认肝炎、结核、伤寒、疟疾病史，否认高血压、心脏病史，否认糖尿病、脑血管疾病、精神疾病史，无手术史。有唇部受伤史，行缝合，无输血史，否认食物、药物过敏史，预防接种史不详。个人史：无吸烟饮酒史，否认毒物接触史。

体格检查：体温为 36.8 ℃，脉搏为每分钟 81 次，呼吸为每分钟 20 次，血压为 116/81 mmHg，血氧饱和度为 98%，未吸氧。神志清楚，正常面容，查体合作，无贫血貌，全身浅表淋巴结未触及肿大。胸廓对称无畸形，胸骨无压痛，双侧呼吸动度未见异常，语颤未见异常，双肺叩诊呈清音，双肺呼吸音清晰，未闻及干湿性啰音。心前区无隆起，心尖冲动位于左侧第五肋间左锁骨中线内 0.5 cm，无震颤，心浊音界未见异常，心率为每分钟 81 次，律齐，心音未见异常，各瓣膜听诊区未闻及病理性杂音。腹平坦，无肌紧张及反跳痛，腹部无包块，肝脾肋下未触及，肝肾脏无叩击痛，移动性浊音阴性，肠鸣音未见异常。关节无红肿，无杵状指（趾），双下肢无水肿。

辅助检查：肿瘤标志物：细胞角蛋白 19 片段 0.8 g/mL，胃泌素释放肽前体

34.72 pg/mL，癌胚抗原 1 ng/mL，鳞状细胞癌相关抗原 0.5 ng/mL。结核感染 T
细胞：结核杆菌γ-干扰素检测结果为 342.82 g/mL，判读为阳性。肺部增强高分辨
CT（图 7-57）：①左上肺尖部软组织密度影，考虑周围型癌可能性大，建议进
一步检查；②左上肺及右下肺多发微小结节灶，性质待定，考虑可能为炎性结节，
或转移性病变，需结合临床判断；③右中肺内段少许炎症。

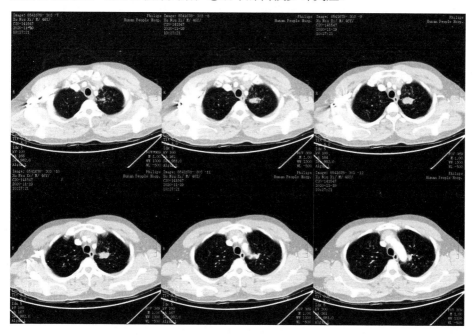

图 7-57　2020 年 11 月 19 日肺部增强高分辨 CT

二、初步诊断

该患者目前诊断：左上肺病变性质查因，考虑为癌，或其他。

三、病情总结

该患者为中年男性；发现左肺病变数天；心肺查体未见明显异常；肺部
CT 示左上肺占位性病变。

四、明确诊断

该患者为中年男性，CT 检查报告示左上肺尖部见一软组织密度影，边缘呈分叶状，似见短毛刺征，较大截面为 27 mm×14 mm，肿瘤标志物有异常，结合患者病史、症状、体征、实验室检查、影像学，考虑对患者行穿刺活检，以鉴别肿瘤良恶性。

CT 引导下行经皮肺穿刺活检术：2020 年 11 月 26 日予以 CT 引导下经皮肺穿刺活检术，穿刺 6 次取得鱼肉样细组织 6 条送检。术中、术后患者无不适。术后嘱患者卧床休息，吸氧，先后予以氨基己酸、氨甲环酸+酚乙胺注射液止血，复查胸片。术后病理结果回报（图 7-58）：活检组织（左上肺尖后段组织）多粒，肺泡挤压，间质纤维组织增生，较多炎症细胞浸润，见可疑多核巨细胞，不排除肉芽肿性炎，应结合临床综合分析。免疫组化 2031457-A02# 包括 CD56（-）、CgA（-）、CK5/6（-）、CK7（+）、Napsin A（+）、p40（-）、p53（-）、p63（-）、sP-B（+）、Syn（-）、TTF-1（+）、Ki67（约 1%）。

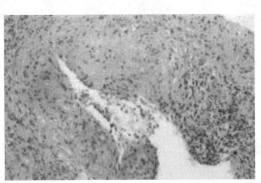

图 7-58 2020 年 11 月 26 日经皮肺穿刺病理镜下图

五、讨论

（一）肉芽肿性肺疾病的定义、病因

定义：肉芽肿性肺疾病是一组病因不同，但以肉芽肿性炎症和肉芽肿形成为共同病理特征的肺部疾病的总称。肉芽肿是指由巨噬细胞及其演化细胞（如上皮样细胞、多核巨细胞）聚集和增生形成的境界清楚的结节状病灶，是一种特殊类型的慢性增生性炎症。肉芽肿的形成是机体对外来刺激的一种重要防御机制，其结果是致病因子被局限于肉芽肿内。肉芽肿性肺疾病并不是一种独立的疾病，其病因较多，治疗上也存在很大差别，因而如何确定其诊断极为重要。

肉芽肿性肺疾病的病因如下：①微生物感染：结核或非结核分枝杆菌、真菌、寄生虫感染等。②对有机物过敏：外源性变应性肺泡炎。③无机粉尘或异物沉积：硅、肺铍沉积症、吸入性肺炎等。④血管炎性肉芽肿病：韦格纳肉芽肿病、变应性肉芽肿性血管炎等。⑤结缔组织疾病：类风湿结节。⑥其他原因不明的肉芽肿：结节病、朗格汉斯细胞组织细胞增生症等。

通常将其分为两大类——感染性肺肉芽肿病和非感染性肉芽肿病，前者最常见的是分枝杆菌和真菌感染，后者最常见的是结节病，具体见表7-7。

表7-7 肉芽肿性肺病常见病因

病因分类	常见疾病
感染性	结核病、非结核分枝杆菌病、组织胞浆菌病、隐球菌病、球孢子菌病、肺孢子虫病、曲霉病、恶丝虫病、蛔虫病、棘球蚴
非感染性	结节病、过敏性肺炎（HP）、硅肺、肺铍沉积症、韦格纳肉芽肿病、变应性肉芽肿性血管炎、淋巴瘤样肉芽肿病、坏死性结节样肉芽肿病、支气管中心性肉芽肿病、朗格汉斯细胞组织细胞增生症、类风湿结节、吸入性肺炎

（二）肉芽肿性肺疾病的鉴别诊断

结核感染性肉芽肿：病理上，肉芽肿的中心为大小不等的干酪样坏死区，肉芽肿大小差异较大，互相融合较多见，分布不均，网状纤维少。抗酸染色阳性，结核菌素试验强阳性，γ-干扰素分析释放试验阳性。对于个别诊断困难的结核感染肉芽肿，可进行诊断性抗结核治疗以明确诊断。

曲霉感染性肉芽肿：病理特点是坏死性肉芽肿、化脓性炎症，可形成霉菌球，苏木精—伊红染色、过碘酸希夫染色或六胺银染色可发现曲霉菌丝。痰/支气管肺泡灌洗液培养发现曲霉生长。半乳甘露聚糖抗原试验阳性。

隐球菌感染性肉芽肿：坏死性或非坏死性肉芽肿，前者可见凝固性坏死和小脓肿，后者则会在慢性炎症和纤维化的基础上出现结构疏松的肉芽肿，苏木精—伊红染色、过碘酸希夫染色或六胺银染色可在多核巨细胞、巨噬细胞的胞浆内、病灶间质或肺泡腔内查见隐球菌。乳胶凝集试验阳性。

结节病：病理上，肉芽肿中心无干酪样坏死或仅有少量中心性纤维蛋白样坏死；肉芽肿大小较为一致，形态单一，分布较均匀，网状纤维多；肉芽肿之间有胶原玻璃样变。胸部影像显示肺门淋巴结对称性肿大，结核菌素试验多阴性。

韦格纳肉芽肿病：在排除感染及肿瘤的情况下，该病的诊断主要依据典型的临床表现（韦格纳肉芽肿病有三联征，即上呼吸道、肺、肾等症状）、坏死性肉芽肿性炎症和坏死性血管炎。抗中性粒细胞胞质抗体阳性有助诊断。

结核病与结节病的鉴别诊断：结核病与结节病是肉芽肿性肺疾病中最常见的两种疾病，两者的临床表现和病理学改变有许多相似之处，特别是当肉芽肿无干酪样坏死改变且抗酸染色阴性时，鉴别两者非常困难。结核病与结节病的鉴别诊断主要根据其组织病理学、临床和放射学特征，具体见表7-8。

表 7-8　结核病与结节病的鉴别要点

鉴别要点
①结节病呼吸道症状多较轻，但呼吸困难和胸闷相对多见，全身多器官同时受累较结核病多见；而结核病虽常有咳嗽、咳痰、咯血等症状，但呼吸困难和胸闷症状少见
②在胸部 X 线片检查中，约有93%的结节病患者胸部 X 线片异常，其中肺门淋巴结对称性肿大占84%，肺部结节多沿支气管血管束分布；结核病患者仅少数有肺门淋巴结肿大，且以单侧为主，肺部结节多呈随机分布或支气管中心性分布，病变常有空洞和钙化
③结节病的肉芽肿结节大小较一致，分布较均匀，境界清楚；结核的结节大小差异较大，分布不均，结节互相融合较多见
④结节病肉芽肿很少出现坏死或仅有少量中心性纤维蛋白样坏死，结核病结节内常有大小不等的干酪样坏死区。结节病的几乎每个结节都有较完整的网织纤维网络，结节之间有胶原玻璃样变，不含细胞，而结核病很少出现此现象
⑤结节病组织抗酸染色阴性，聚合酶链式反应（PCR）检测结核杆菌 DNA 常为阴性，而结核病较常显示阳性。结节病结核菌素试验阳性率小于30%，而结核病结核菌素试验多为阳性，痰中有可能找到抗酸杆菌
⑥结节病血清中血管紧张素转换酶、血钙和尿钙常升高，支气管肺泡灌洗液中淋巴细胞增高，特别是 CD4/CD8 大于 3.5 有利于结节病的诊断

六、总结

肉芽肿性肺疾病患者的主要临床表现为咳嗽、咳痰、胸闷、呼吸困难、乏力、胸痛等，临床表现并无明显特征性。近 1/3 的结核感染性肉芽肿、近 1/2 的真菌感染性肉芽肿患者无自觉症状，均为体检发现。肉芽肿性肺疾病的临床表现和胸部影像学表现均无特征性，因此确定诊断有赖于病理学检查，获取病变组织的方法包括 TBLB、经皮肺穿刺活检术和外科活检等。辅助检查（如γ干扰素释放试验、半乳甘露聚糖抗原试验、抗中性粒细胞胞质抗体检测等）有助于肉芽肿性肺疾病的诊断，因此，经皮肺穿刺活检术对肉芽肿的鉴别诊断具有重要意义。要做好肉芽肿性肺疾病的诊断及鉴别诊断，需要明确肉芽肿性病变包括哪些疾病，这些疾病各有哪些临床及病理特征，遇到肉芽肿病变时应该做什么工作，以及如何检测病原菌、鉴别感染性及非感染性等。总体诊断思路如图 7-59 所示。

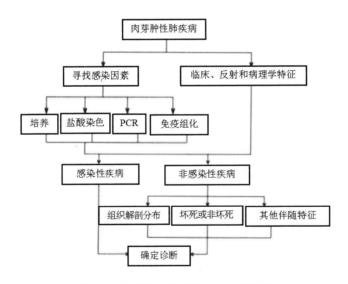

图 7-59 肉芽肿性肺疾病总体诊断思路

（龙嘉为）

第十七节　病例 17 分享

一、病例

（一）患者 1

1.病例介绍

患者李某某，男，63 岁，以咳嗽、咳痰伴右侧胸痛 1 个月为主诉入院。患者自诉于 1 个月前无明显诱因出现阵发性咳嗽、咳痰，咳淡黄色黏液痰，量不多，痰中偶带血丝，伴有右侧胸痛，向肩背部放射。快走及爬楼梯时有气促，休息可缓解，偶感恶心、呕吐、头痛、头晕。曾就诊于云南省某自治州中医医院，予以抗感染、止咳化痰等对症支持治疗后，患者自觉症状无明显好转，为求进一步诊治，于 2020 年 10 月 23 日来院就诊，门诊以肺占位收住我科。自此次起病以来，患者食欲、睡眠欠佳，精神一般，大小便正常。近半年来体重下降 2 kg。

既往史：有 AOSC、胆总管下段结石、肝硬化、脾大、慢性十二指肠溃疡病史，分别于 2014 年、2019 年行胆道探查取石+T 管引流术及胆探+胆肠内引流术。有血吸虫病史，自诉已治愈。否认输血史，否认食物、药物过敏史。个人史：否认吸烟史，有 30 余年饮酒史，少量饮酒。

体格检查：体温为 36.3 ℃，脉搏为每分钟 88 次，呼吸为每分钟 22 次，血压为 138/89 mmHg，血氧饱和度为 97%，未吸氧。神志清醒，慢性病容，全身浅表淋巴结未触及肿大。胸廓无畸形，双侧呼吸动度对称，语颤无增强，双肺叩诊清音，右肺呼吸音低，左肺呼吸音清晰，双肺可闻及少量湿性啰音，未闻及胸膜摩擦音。心界无扩大，心率为每分钟 88 次，律齐，无杂音。腹部平软，全腹无压痛、反跳痛及腹肌紧张，肝、脾触诊欠佳，肠鸣音正常，无杵状指（趾）。双下肢无浮肿。

辅助检查：云南省某自治州中医医院 2020 年 10 月 10 日胸部增强 CT 示右肺上叶肺脓肿伴周围感染，病灶局部累及中上纵隔，建议治疗后复查；右侧胸腔少许积液。2020 年 10 月 12 日结核菌素试验判读为弱阳性。云南省某自治州中医医院 2020 年 10 月 16 日支气管镜示右肺上叶前段支气管肿瘤浸润，开口闭塞；气管、左支气管、右肺上叶尖后段、右肺中下叶支气管（1～4 级）

通畅，黏膜未见异常。2020 年 10 月 19 日肺泡灌洗液细胞病理学显示右肺上叶肺泡灌洗液内查见少量纤毛柱状上皮细胞及少量以中性粒细胞为主的炎症细胞，未查见确切的肿瘤细胞。

入院后完善相关检查：血气分析：pH 为 7.48，PCO_2 为 40 mmHg，PO_2 为 82 mmHg，HCO_3^- 为 25.8 mmol/L，BE 为 3.6 mmol/L，血氧饱和度为 95%，吸入氧浓度为 21%。血常规：WBC 为 5.99（$\times 10^9$/L），N% 为 71.5%，L% 为 18.2%，HGB 为 120 g/L，PLT 为 243（$\times 10^9$/L）。电解质：钾为 3.34 mmol/L，余正常。血沉为 36（mm/h）。C 反应蛋白为 34.90 mg/L。降钙素原未见异常。多肿瘤标志物 12 项：糖类抗原 125 为 107.91 U/mL，细胞角蛋白 19 片段为 15.58 ng/mL，余未见明显异常。大小便常规、大便隐血、肝肾功能、凝血功能、心肌酶、血糖、血脂、甲状腺功能三项、输血前检查四项均未见明显异常。甲、乙型流感病毒抗原均为阴性。痰细菌涂片：白细胞为 10～25/LP，鳞状上皮细胞大于 25/LP，白细胞外可见较多革兰氏阴性杆菌，较多革兰氏阳性球菌，真菌涂片镜检未找到真菌。血寄生虫全套：日本血吸虫 IgG 抗体阳性（＋）；猪囊尾蚴 IgG 抗体阳性（＋）；裂头蚴 IgG 抗体阳性（＋）。2020 年 10 月 25 日胸部增强 CT（图 7-60）示右肺上叶前段软组织密度灶（大小约 90 mm×68 mm），考虑肺癌伴右肺动脉干受累，纵隔及右肺门淋巴结增大，考虑为转移瘤。右肺上叶尖后段多发纤维硬化灶，不排除转移瘤。右肺中叶内段肺炎并部分实变。右侧胸腔少量积液。

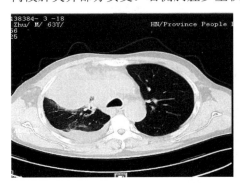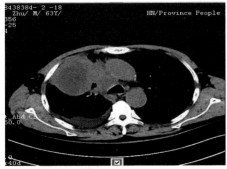

图 7-60　2020 年 10 月 25 日胸部增强 CT

2.明确诊断

2020 年 10 月 28 日为患者行 CT 引导下经皮肺穿刺活检术，术中取材满意，患者术后无咯血、气促等不适。术后病理结果回报（图 7-61）：（右肺组织，活检）分化差的癌，结合免疫组化考虑低分化鳞状细胞癌。免疫组化：CK7（-）、TTF-1（-）、Napsin A（-）、Syn（-）、CgA（-）、CD56（-）、CK5/6（+）、p40（+）、Ki67（+，60%）、CD99（+）、CK（pan）（+）、Vimentin（-）。

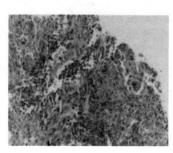

图 7-61　2020 年 10 月 28 日经皮肺穿刺病理镜下图

2020 年 10 月 29 日患者行 EBUS-TBLB+EBUS-TBNA。检查结论：右侧支气管黏膜改变并多处管腔狭窄，考虑为肺癌；右上叶前段支气管 EBUS-TBLB 术后；EBUS-TBNA 术后。

病理结果回报（图 7-62）：

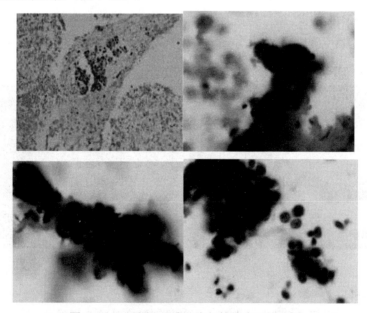

图 7-62　10 月 29 日我院支气管镜病理镜下图

①右肺上叶前段钳夹物黏膜慢性炎，伴凝固性坏死，考虑肿瘤性坏死。②4R 组淋巴结穿刺凝固性坏死物，其中见异型细胞巢，符合转移性鳞状细胞癌。10R 组淋巴结穿刺凝固性坏死物，其中见异型细胞巢，符合转移性鳞状细胞癌。③4R 组淋巴结 TBNA 液基制片及涂片可见较多红染无结构物及少量异型细胞，考虑鳞状细胞癌；10R 组淋巴结 TBNA 液基制片及涂片可见较多红染无结构物及少量异型细胞，考虑鳞状细胞癌。④肺泡灌洗液液基制片可见鳞状上皮细胞、纤毛柱状上皮细胞、吞噬细胞及炎细胞，其中可见少量异型细胞，可疑癌。

（二）患者 2

1.病例介绍

患者毛某，男，70 岁，以反复咳嗽、咳痰、气促 5 年，加重 3 天为主诉入院。患者 5 年前无明显诱因出现咳嗽、咳痰，为黄色黏痰，量较多，伴气促，气促于快步行走后明显。2015 年在湘雅医院诊断为慢性阻塞性肺疾病，给予沙美特罗、噻托溴铵治疗后症状稍缓解。2020 年 9 月 10 日因如下诊断入院治疗：①慢性阻塞性肺疾病伴有急性加重；②左上肺占位性病变，性质待查，可能为肿瘤、结核瘤，或其他；③双上肺陈旧性肺结核；④双肺肺炎；⑤胆囊结石。予以对症支持治疗后病情好转，于 2020 年 9 月 18 日出院。出院后规律吸入托溴铵，病情控制可。患者 2020 年 10 月 28 日因受凉后出现发热，最高体温达 39 ℃，咳嗽呈阵发性、非痉挛性，咳痰，少许黄色黏痰，伴活动后喘息，再次入院就诊，在急诊科给予头孢类消炎，完善相关检查后，以慢性阻塞性肺疾病急性加重期入院。自此次起病以来，患者食欲、睡眠欠佳，精神一般，大小便正常，体重无明显变化。

既往史：既往有继发性肺结核病史。否认药物过敏史、输血史。个人史：吸烟 45 年，每天 20 支，已戒烟 10 年，否认饮酒史。其他：婚育、家族史无特殊。

体格检查：体温为 36.6 ℃，脉搏为每分钟 82 次，呼吸为每分钟 20 次，血压 140/90 mmHg，血氧饱和度为 97%，吸入氧浓度为 21%。神志清醒，正常病容，全身浅表淋巴结未触及肿大。胸廓无畸形，双侧呼吸动度对称，语颤无增强，双肺叩诊清音，左肺呼吸音稍低，双肺未闻及明显干湿性啰音，未闻及胸膜摩擦音。心界无扩大，心率为每分钟 82 次，律齐，无杂音。腹部平软，全腹无压痛、反跳痛及腹肌紧张，肝、脾触诊欠佳，肠鸣音正常，无杵状指（趾）。双下肢无浮肿。

辅助检查：支气管镜检显示左上叶前段外压性重度狭窄；左上叶前段EBUS-TBLB 术后。常规病理：小活检组织（左上叶前段钳夹组织），送检主要为支气管黏膜及少许肺泡组织，未见确切恶性证据，需结合临床判断，病理镜下图见图 7-63。液基制片及刷片（肺泡灌洗液、刷片）可见支气管柱状上皮细胞、吞噬细胞、鳞状上皮细胞及炎症细胞，未见癌细胞。

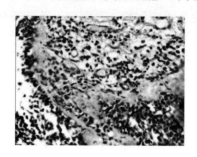

图 7-63　2020 年 9 月 18 日支气管镜左上叶前段钳夹组织病理镜下图

入院后完善相关检查：血常规：WBC 为 $10.42×10^9$/L，N 为 90.3%，RBC 为 $4.13×10^{12}$/L，HGB 为 129 g/L，PLT 为 $414×10^9$/L。C 反应蛋白为 34.67 mg/L。血气分析（未吸氧）：pH 为 7.44，PCO_2 为 35 mmHg，PO_2 为 134 mmol/L，HCO_3^- 为 23.8 mmol/L，BE 为 0.1 mmol/L，SO_2 为 99%。红细胞沉降率：64（mm/h）。12 种肿瘤标志物：总前列腺特异性抗原 5.38（ng/mL），余正常。胸部 CT（图7-64）示左上肺肿块，可能为肺癌；左上肺阻塞性肺炎；双下肺结核（纤维化、硬结为主）；肺气肿、肺大疱形成；双肺炎症。

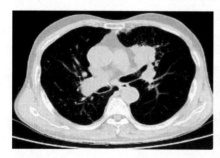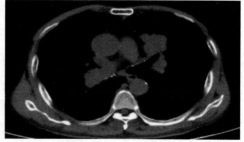

图 7-64　2020 年 10 月 28 日胸部 CT 图

2.明确诊断

2020 年 11 月 12 日患者在 CT 引导下行经皮肺穿刺活检术，术中取材顺利，患者术后无咯血、气促等不适。术后病理结果回报（图 7-65）：（左上肺）送检组织中较多淋巴细胞及浆细胞浸润，炎症细胞中散在少量异形细胞，不能排除低分化腺癌。免疫组化：CK（pan）（＋）、CD56（－）、Syn（－）、CK7（＋）、TTF-1（＋）、Napsin A（＋）、Ki67（＋，10%）、P10（－）、CD45（淋巴细胞+）、CD79a（淋巴细胞+）、Vimentin（－）。

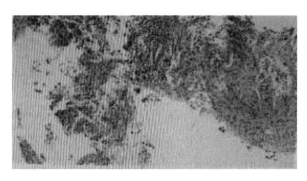

图 7-65 2020 年 11 月 12 日经皮肺穿刺病理镜下图

（三）患者 3

1.病例介绍

患者沈某，男，46 岁，以刺激性干咳 1 个月，加重 6 天为主诉入院。患者自 1 个月前无明显诱因出现刺激性干咳，咳嗽呈持续性，无痰，无发热、寒战、乏力、盗汗等不适，未治疗，6 天前咳嗽症状加重，以夜间为著，至当地诊所行输液治疗（具体不详）后症状无明显缓解，遂于 2020 年 12 月 7 日到门诊就诊，门诊完善相关检查，肺部 CT 示右肺下叶背段结节并右肺门增大，性质待查，可能为周围型肺癌，需要进一步检查，双肺粟粒状结节影，考虑转移，或结核，以右肺结节查因收治。自此次起病以来，患者食欲、睡眠正常，精神正常，大小便正常。体重无明显变化。

既往史：既往无特殊病史。否认药物过敏史、输血史。个人史：吸烟 20 年，每天平均 20～40 支，未戒烟。否认饮酒史。余婚育、家族史无特殊。

查体：体温为 36.5 ℃，脉搏为每分钟 94 次/分，呼吸每分钟 20 次，血压为 145/94 mmHg，血氧饱和度为 98%，吸入氧浓度为 21%。神志清醒，正常病容，全身浅表淋巴结未触及肿大。胸廓无畸形，双侧呼吸动度对称，语颤无增强，双肺叩诊清音，双肺呼吸音清晰，未闻及明显干湿性啰音，未闻及胸膜摩擦音。心界无扩大，心率为每分钟 94 次，律齐，无杂音。腹部平软，全腹无压痛、反跳痛及腹肌紧张，肝、脾触诊欠佳，肠鸣音正常，无杵状指（趾）。双下肢无浮肿。

辅助检查：血常规：WBC 为 $11.80×10^9/L$，N% 为 77.3%，嗜碱性粒细胞为 $0.02×10^9/L$，嗜酸性粒细胞为 $0.3×10^9/L$，E% 为 2.5%，RBC 为 $5.56×10^{12}/L$，HGB 为 158 g/L，PLT 为 $343×10^9/L$。C 反应蛋白为 11.42 mg/L。肺炎支原体检测：肺炎支原体 IgG 阳性（43.4），肺炎支原体 IgM 阴性（0.23）。肺部 CT 平扫：右肺下叶背段结节并右肺门增大性质待查，可能为周围型肺癌，需进一步检查；可能双肺粟粒状结节影、转移，或结核。

入院后完善相关检查：血气分析（未吸氧）：pH 为 7.46，$PaCO_2$ 为 35 mmHg，PaO_2 为 92 mmHg，HCO_3^- 为 24.9 mmol/L，BE 为 1.4 mmol/L，SaO_2 为 98%。血常规：WBC 为 $11.80×10^9/L$，N% 为 77.3%，RBC 为 $5.56×10^{12}/L$，HGB 为 158 g/L，PLT 为 $343×10^9/L$。多肿瘤标志物：细胞角蛋白 19 片段为 3.99 ng/mL。甲状腺功能、肝、肾功能、电解质、凝血功能、输血前四项未见明显异常。2020 年 12 月 10 日胸部增强 CT（图 7-66）示右肺下叶背段占位，考虑周围型肺癌可能，建议必要时活检，右肺门占位，性质待定，可能为淋巴结转移；右上肺微小结节，性质待定，建议定期复查。

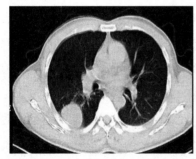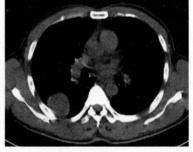

图 7-66　2020 年 12 月 10 日胸部增强 CT 图

2.明确诊断

2020 年 12 月 14 日患者行 CT 引导下经皮肺穿刺活检术，术中取材满意，患者术后无咯血、气促等不适。术后病理结果回报（图 7-67）：（右肺组织）穿刺组织，可见浸润性肺腺癌，低分化，可见黏液分泌。

免疫组化：CK7（+）、CK8/18（+）、KI67（+，40%）、p40（-）、p63（-）、TF-1（+）、Napsin A（+）、SP-B（+）、CK5/6（+）、p53（弥漫核+，提示有突变）、Syn（-）、CD163（-）。

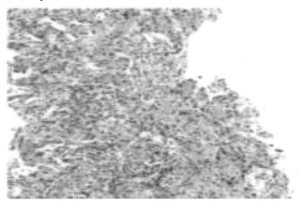

图 7-67　2020 年 12 月 14 日院经皮肺穿刺病理镜下图

2020 年 12 月 15 日患者行 EBUS-TBLB+EBUS-TBNA。检查结论：①右中叶外侧支外压性狭窄；②右下叶背段 RB6b 支 EBUS-TBLB 术后；③EBUS-TBNA 术后。

术后病理结果回报：病理诊断为转移性腺癌。送检少许肺组织（右下叶背段活检），肺泡稍挤压，肺泡上皮增生，间质散在炎症细胞浸润，未见恶性依据（图 7-68）。免疫组化：11R 组淋巴结包括 TTF-1（+）、P40（-）、Syn（-）、Ki67（+，50%）、CK5/6（-）、CK7（+）。右下叶背段包括 TTF-1（+）、P40（-）、Syn（-）、Ki67 散在（+）、CK5/6（-）、CK7（+）。液基制片（肺泡灌洗液）可见鳞状上皮细胞、纤毛柱状上皮细胞、吞噬细胞及炎症细胞，未见癌细胞。

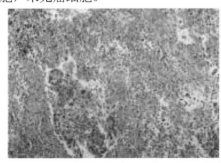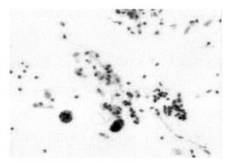

图 7-68　2020 年 12 月 15 日支气管镜病理镜下图

（四）患者 4

1.病例介绍

患者喻某，男，73 岁，以右侧胸痛 20 余天为主诉入院。患者 20 天前无明显诱因出现右前胸疼痛，为持续性刺痛，疼痛可忍受，与呼吸、体位及活动无关，无痰，无发热、寒战、乏力、盗汗等不适，于当地医院就诊，完善相关检查后提示肺占位性病变，建议转上级医院治疗。2020 年 11 月 30 日来我院门诊就诊，完善胸部 CT 示左肺肺门处软组织密度灶，考虑左肺中央型肺癌可能，建议做进一步检查，右肺中叶内段及左肺上叶舌段、下叶后外基底段肺炎，左肺下叶后基底段处胸膜多发钙化灶，纵隔内多发稍大淋巴结，建议住院治疗。患者拒绝后于 2020 年 12 月 1 日回当地住院治疗，诊断为左肺门病变性质待查，考虑为恶性肿瘤可能，予以抗感染、化痰等对症支持治疗后，胸痛症状较前无明显缓解，建议转上级医院进一步诊治。患者为求进一步诊治，2020 年 12 月 9 日再次来我院就诊，门诊以左肺门病变性质待查收治。自此次起病以来，患者食欲、睡眠一般，精神正常，大小便正常，体重无明显变化。

既往史：既往有高血压病 10 余年，规律服用（隔日一次）苯磺酸氨氯地平片 5 mg 控制血压，血压控制尚可。否认药物过敏史、输血史。个人史：吸烟 50 年，平均每天 20 支，未戒烟。饮酒 50 年，平均每天 500 mL，未戒酒。余婚育、家族史无特殊。

体格检查：体温为 36.3 ℃，脉搏每分钟 71 次，呼吸每分钟 20 次，血压为 155/68 mmHg，血氧饱和度为 95%，吸入氧浓度为 21%。神志清醒，正常病容，全身浅表淋巴结未触及肿大。胸廓无畸形，双侧呼吸动度对称，语颤无增强，双肺叩诊清音，双肺呼吸音偏低，未闻及明显干湿性啰音，未闻及胸膜摩擦音。心界无扩大，心率为每分钟 71 次，律齐，无杂音。腹部平软，全腹无压痛、反跳痛及腹肌紧张，肝、脾触诊欠佳，肠鸣音正常，无杵状指（趾）。双下肢无浮肿。

辅助检查：血常规：WBC 为 11.28×10^9/L，N% 为 73.1%，嗜酸性粒细胞为 0.26×10^9/L，RBC 为 4.18×10^{12}/L，HGB 为 135g/L，PLT 为 344×10^9/L。C

反应蛋白为 1.65 mg/L。胸部 CT 平扫：左肺肺门处软组织密度灶，考虑左肺中央型肺癌可能，建议做进一步检查；右肺中叶内段及左肺上叶舌段、下叶后外基底段肺炎，左肺下叶后基底段处胸膜多发钙化灶，纵隔内多发稍大淋巴结。

入院后完善相关检查：血常规：白细胞计数为 $10.19×10^9$/L，中性粒细胞百分比为 68.9%，淋巴细胞百分比为 17.2%，血红蛋白为 131 g/L，血小板计数为 $325×10^9$/L。甲状腺功能：血清促甲状腺激素为 5.58 μIU/mL；红细胞沉降率为 28 mm/h。肝、肾功能、心肌酶、大小便常规、输血前四项未见明显异常。2020 年 12 月 10 日胸部+全腹部 CT 增强（图 7-69）：考虑左肺中央型肺癌，阻塞性肺炎，并纵隔内多发淋巴结转移可能；右肺中叶内侧段及左肺上叶舌段、下叶后外基底段肺炎较前相仿；肝内多发囊肿；胆囊结石，胆囊炎；左侧肾上腺增粗，性质待定，考虑可能为转移瘤，或增生，需结合临床相关检查判断；左肾稍低密度肿块，性质待定，考虑为转移瘤，或肾透明细胞癌，需结合临床。

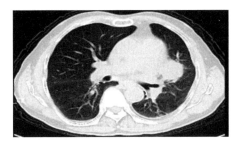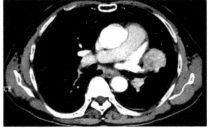

图 7-69　2020 年 12 月 10 日胸部增强 CT 图

2.明确诊断

2020 年 12 月 14 日行 CT 引导下经皮肺穿刺活检术，术中取材满意，患者术后无咯血、气促等不适。术后病理结果回报：活检小组织（肺组织），结核免疫组化符合鳞状细胞癌，大致中分化（图 7-70）。免疫组织：CK7（+）、CK5/6（+）、Ki67（+，30%）、p40（+）、p63（+）、Napsin A（－）、TTF-1（－）、Syn（－）、ALK（D5F3）（－）、ALK（N）（－）。

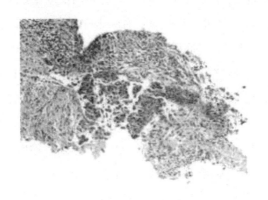

图 7-70　2020 年 12 月 14 日我院经皮肺穿刺病理镜下图

2020年12月15日患者行EBUS-TBLB+EBUS-TBNA。检查结果：①常规支气管镜检查未见异常；②EBUS-TBLB术后；③EBUS-TBNA术后。

术后病理结果回报：①肺组织（左上叶前段钳夹物）慢性炎症，局灶肺泡上皮增生伴非典型增生；②穿刺物（7 组 TBNA 穿刺物）见纤维素样物及淋巴细胞，未见肿瘤转移；③液基制片（肺泡灌洗液）可见鳞状上皮细胞、纤毛柱状上皮细胞、吞噬细胞及炎症细胞，未见癌细胞，具体如图 7-71。

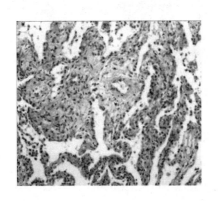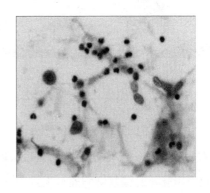

图 7-71　2020 年 12 月 15 日支气管镜病理镜下图

（五）患者 5

1.病例介绍

患者张某，男，65 岁，以咳嗽、咳痰半月，加重 1 天为主诉入院。患者半月前无明显诱因出现咳嗽、咳痰，不伴胸痛、胸闷、发热，无痰血、咯血、盗汗、乏力、呼吸困难，无声音嘶哑、饮水呛咳、吞咽困难、头痛、恶心、呕吐、骨痛等不适。在外院肺胃肠内科门诊就诊，PET/CT 示右上肺后段软组织密度肿块影，考虑右上肺癌，予以抗感染抗栓输液等对症支持治疗，稍有好转，2020 年 11 月 11 日为求进一步治疗来我院就诊，门诊以右上肺癌收入心胸外科。此次起病以来，患者食欲、睡眠欠佳，精神可，大小便正常，体重无明显变化。

既往史：9 年前因摔伤行右侧股骨颈切开复位内固定术，3 年前心内科行冠心病溶栓治疗，高血压病史 10 余年，口服氨氯地平片每天 1 次（具体剂量不祥），自述血压控制尚可，余既往史无特殊。否认药物过敏史、输血史。个人史：吸烟 40 余年，每天 20 支，未戒烟；饮酒 40 余年，每天 500 mL 白酒，未戒酒。余婚育、家族史无特殊。

体格检查：体温为 36.0 ℃，脉搏为每分钟 83 次，呼吸为每分钟 21 次，血压为 117/75 mmHg，血氧饱和度为 96%，吸入氧浓度为 21%。神志清醒，正常病容，全身浅表淋巴结未触及肿大。胸廓无畸形，双侧呼吸动度对称，语颤无增强，双肺叩诊清音，双肺呼吸音偏低，未闻及明显干湿性啰音，未闻及胸膜摩擦音。心界无扩大，心率为每分钟 83 次，律齐，无杂音。腹部平软，全腹无压痛、反跳痛及腹肌紧张，肝、脾触诊欠佳，肠鸣音正常，无杵状指（趾）。双下肢无浮肿。

辅助检查：全身 PET/CT 示右上肺后段软组织密度肿块影，PET 于相应部位见异常放射性浓聚影，考虑右上肺癌；纵隔淋巴结增生；脑萎缩，包括双筛窦，双上颌窦炎；肝右叶包膜钙化，表现为肝囊肿；左肾小结石；右侧股骨上段呈术后改变；全身其他部位未见明显异常。

入院后完善相关检查：红细胞沉降率为 34 mm/h。结核抗原抗体检测：阴性对照反应水平为 7.60 pg/mL，结核特异抗原刺激水平为 27.13 pg/mL，阳性对照反应水平大于 5000.00 pg/mL，结核杆菌 γ-干扰素检测结果为 19.53 pg/mL，判读为阳性。血常规、肝肾功能、大便常规+隐血试验、尿液检测、多肿瘤标志物、甲状腺功能、输血前四项均大致正常。2020 年 11 月 13 日胸部+全腹部 CT：①右上肺后段软组织肿物，性质待定，考虑周围型肺癌可能性大，建议进一步检查；②双肺部分支气管轻度扩张并少许感染；③右主支气管内片絮影，考虑黏液栓；④肝内多发囊肿；⑤肝 S7 段包膜下异常强化灶，考虑为不典型血管瘤、灌注异常的可能性大；⑥左肾小结石。胸部增强 CT 图如图 7-72。

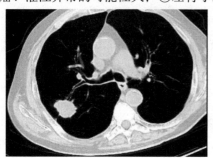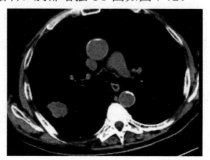

图 7-72　2020 年 11 月 13 日胸部增强 CT 图

2.明确诊断

2020 年 11 月 17 日患者行常规支气管镜检查，检查未见异常。术后病理结果回报：液基制片（肺泡灌洗液）可见鳞状上皮细胞、纤毛柱状上皮细胞、吞噬细胞及炎症细胞，未见癌细胞，具体如图 7-73。

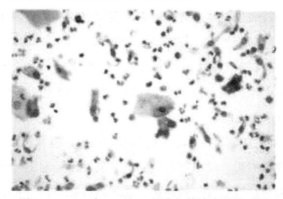

图 7-73　2020 年 11 月 17 日支气管镜病理镜下图

2020 年 11 月 27 日行 CT 引导下经皮肺穿刺活检术，术中取材满意，患者术后无咯血、气促等不适。术后病理结果回报：右上肺肿块穿刺组织低分化腺癌（图 7-74）。免疫组织：CK7（＋）、Napsin A（＋）、p40（－）、CK7（＋）、p53（＋，15%）、p63（－）、SP-B（＋）、TTF-1（－）、Ki67（＋，20%）、ALK（D5F3）（－）、ALK（N）（－）。

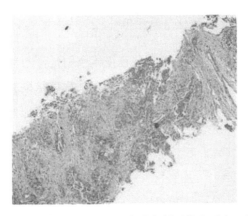

图 7-74　2020 年 11 月 27 日经皮肺穿刺活检术后病理镜下图

二、讨论

（一）经皮肺穿刺活检术对纤维支气管镜阴性患者的临床应用价值

上述五个病例分别包含周围型及中央型病变（图 7-75、图 7-76），支气管镜镜下活检均未见到明显病变，支气管镜病检呈阴性，经皮肺穿刺活检术病检呈阳性。

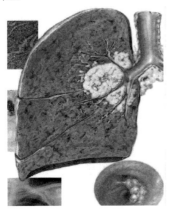
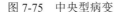
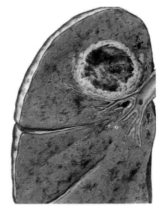

图 7-75　中央型病变　　　　　图 7-76　周围型病变

注：中央型病变起源于主支气管、叶支气管及肺段支气管，位置靠近肺门；周围型病变起源于肺段以下支气管，位置在肺的周围部分。

（二）支气管镜活检阴性结果原因分析（中央型病变）

对于中央型肺癌患者，纤维支气管镜检查仍是诊断首选，但也存在部分中央型肺癌患者通过纤维支气管镜检查得不到病理结果的情况，尤其是管外型中心型肺癌，纤维支气管镜检查往往得不到满意的病理结果。

（三）中央型肺癌生长分型

1.管内型

癌肿自支气管黏膜表面向管腔内生长，形成乳头、息肉或菜花样肿块，逐渐引起支气管阻塞。

2.管壁型

癌瘤沿支气管壁内侧浸润生长，管壁轻度增厚或明显增厚，管腔不同程度狭窄或梗阻。

3.管外型

癌瘤穿过支气管外膜，在支气管壁外形成肿块，支气管可有不同程度的狭窄。

纤维支气管镜对管内型、管壁型诊断阳性高，而管外型阳性率低，原因可能如下：①纤维支气管镜活检钳在活检咬取组织时，容易挤压组织，造成细胞形态改变，细胞密集一团，病理医师难以辨认细胞形态并给予明确诊断；②在纤维支气管镜下，管外型支气管镜黏膜可以无明显异常，只是支气管表现为不同程度的狭窄，操作者有时难以获取真正的病变组织，造成支气管镜活检结果阴性。

文献研究表明，CT 引导下经皮肺穿刺活检术对于管外型、中央型肺癌活检阳性率高，文献中 101 例患者活检均为阳性。CT 引导下经皮肺穿刺活检术为临床提供的病理诊断完整可靠，对后继的临床治疗意义重大。

（四）支气管镜阴性结果原因分析（周围型病变）

虽然纤维支气管镜在临床肺部疾病的诊断中具有较高的参考价值，但其无法对支气管外或远端较细的支气管肿物进行检查的缺陷，使得部分肺部肿块无法被确诊。对此，应采用 CT 引导下经皮肺穿刺活检术来效弥补纤维支气管镜的不足。

由于周围型肺癌起源于肺段或其远端支气管，为气管镜钝性区域，故而纤维支气管镜易出现漏诊的情况。

有文献指出，纤维支气管镜对周围型肺癌的诊断阳性率较低。该文献研究组 161 例患者中有 22 例未被检出，此 22 例患者经 CT 引导下经皮肺穿刺活检术后确诊，其中 19 例患者属于周围型肺癌。

有研究搜集了 223 例肺周围性病变患者接受 CT 引导下经皮肺穿刺活检术的有关信息，回顾性地分析了这些患者的病理结果、随访结果、肿块大小、穿刺并发症及其他检查情况。穿刺结果显示，恶性病变的阳性预测值为 100%，3 例假阴性，没有 1 例假阳性，敏感度为 93.6%，特异度为 100%。由此可见，在常规检查中，CT 引导下经皮肺穿刺活检术对肺部周围性病变病理检查阳性率最高。

三、总结

本篇的五例患者临床高度考虑肺癌，虽然病灶大，但支气管镜下活检病理学却未见肿瘤依据，行 CT 引导下经皮肺穿刺活检术后确诊。对于纤维支气管镜检查未得到病理结果的患者、无法接受纤维支气管镜检查的年老体弱的肺部病变患者及早期肺癌患者来说，CT 引导下经皮肺穿刺活检术是一种高效、准确和微创的定性诊断方法，值得临床推广。

（杨程一）

第十八节　病例 18 分享

一、病例介绍

患者罗某某，男，40 岁，以发现肺部肿块 5 天为主诉入院。患者 2020 年

11 月 15 日单位体检完善胸片示上纵隔右侧旁椭圆形高密度影，考虑为纵隔占位，或右上肺结节。无乏力、盗汗，无明显胸痛，无咳嗽、咳痰等症状，2020年 11 月 16 日南华大学第一附属医院完善胸部 CT 示右肺上叶近纵隔占位，警惕肺癌右肺上叶、中叶子灶可能；双肺散在慢性炎症；右侧胸腔少量积液，右侧胸膜似见数个小结节；肝 S7 段小钙化灶；肝左外叶囊肿。2020 年 11 月 17 日南华大学附属第二医院完善 PET 示右肺上叶肿块伴 18F-FDG 摄取增高，考虑肺癌可能性大；右肺上中叶多发结节灶，右侧胸膜增厚伴多发结节，考虑转移瘤可能性大；右侧胸腔少量积液；口咽右侧壁增厚伴 18F-FDG 增高，考虑炎性病变可能，建议口咽内镜检查除外肿瘤；右侧上颌窦及左侧筛窦炎症；左侧上颌窦黏膜囊肿；肝右叶多发钙化，肝 S2 囊肿；胆囊切除术后；左侧锁骨陈旧性骨折，颈、胸、腰退行性变。

既往史：17 年前因外伤致蛛网膜下腔出血及左锁骨骨折，左锁骨行手术治疗；7 年前行咽喉部息肉切除术；3 年前因胆囊结石行胆囊切除术。患者自述 2020 年 9 月份体检脂肪肝、高尿酸血症，否认肝炎、结核、伤寒、疟疾病史，否认高血压、心脏病史，否认糖尿病、脑血管疾病、精神疾病史，无手术史、外伤史，无输血史，否认食物、药物过敏史，预防接种史不详。余过敏史、个人史、家族史无特殊。

体格检查：体温为 36.5 ℃，脉搏每分钟 95 次，呼吸每分钟 20 次，血压为 138/83 mmHg。神志清楚，精神好，全身皮肤黏膜无黄染、皮疹及出血点，全身浅表淋巴结未触及肿大。胸廓对称无畸形，胸骨无压痛，双侧呼吸度未见异常，语颤未见异常，双肺叩诊呈清音，双肺呼吸音清晰，双肺可闻及少量湿性啰音。心率为每分钟 95 次，律齐，无杂音。腹平软，无压痛及反跳痛，腹部无包块，肝脾肋下未触及，双下肢无水肿。

入院后完善相关检查：多肿瘤标志物 12 项：糖类抗原 199 为 70.1 U/mL；癌胚抗原为 8.40 ng/mL。2020 年 11 月 24 日胸部增强 CT（图 7-77）示右上肺肿块，性质待查；考虑癌伴周边炎性改变，建议进一步检查；右肺内多发小结节，考虑转移瘤；纵隔淋巴结轻度增大；双下肺陈旧性炎症；右侧少量胸腔积液；甲状腺右侧叶结节，性质待查。

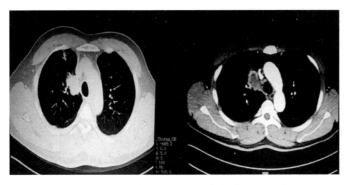

图 7-77　2020 年 11 月 24 日胸部增强 CT 图

二、初步诊断

该患者目前诊断：右肺上叶肿块查因考虑为癌，或其他。

三、明确诊断

该患者符合 CT 引导下经皮肺穿刺活检术适应证，为了明确诊断，排除禁忌证后，于 2020 年 11 月 24 日行 CT 引导下经皮肺穿刺活检术，穿刺成功，标本取材较好，予以送检。患者术后无咯血、气促等不适。术后病理结果回报：肺组织慢性炎症，部分区域肺泡上皮增生伴非典型增生，具体诊断还需结合临床及影像。免疫组化 2031021-A01 包括 CD56（-）、CgA（-）、CK5/6（-）、CK7（+）、Napsin A（+）、p40（-）、p53（个别+）、p63（-）、SP-B（+）、Syn（-）、TTF-1（+）、Ki67（+，5%）。

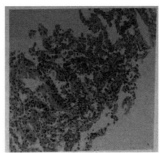

图 7-78　2020 年 11 月 24 日经皮肺穿刺病理镜下图

四、讨论

（一）肺癌癌前病变

1.定义

肺癌癌前病变是指，虽然不属于恶性肿瘤，但在持续的致癌因素作用下，具有发展为恶性肿瘤潜能的一类疾病，属于癌症的预警信号。

2.分类

鳞状细胞发育异常/原位癌；不典型腺瘤样增生；弥漫性特发性肺神经内分泌细胞增生。

（二）癌前病变的病因

（1）吸烟史超过 20 年。

（2）有较长时间的职业粉尘接触史。

（3）长时间处于油烟、甲醛等家庭小环境污染中。

（三）临床表现

长期肺部慢性炎症状态：这个阶段的主要表现是长期的慢性咳嗽、咳痰，典型者会有痰中带血、胸痛等症状，甚至还会出现可疑肺癌癌前肺外症状，如关节疼痛、肿胀、杵状指等。（以肺外症状为首发症状的肺癌患者或其他肺癌患者在肺癌发生之前的高危期同样会先期出现肺外指征，当然有可能其肺外症状也相对比较轻、比较隐蔽。）

（四）理化检测指标

1.影像学检查

胸部 CT、核磁共振、X 线片等发现肺部有性质不明小结节。（肺癌结节前身多是非癌性的炎症结节，若早期临床影像学并没有发现明显癌性特征的结节，多提示处于癌前病变阶段。）

2.肺癌特异性标志物指标有一项或两项异常

癌胚抗原、胃泌素释放肽前体、CYFRA21-1、鳞状细胞癌抗原、神经元特异性烯醇化酶至少有一项异常。

（五）遗传因素

有肺癌或其他恶性肿瘤家族史：恶性肿瘤本质是基因紊乱疾病，后天损伤因素虽然更重要，但确实具有随机遗传性，即上辈亲属罹患过某种恶性肿瘤，其下代遗传的癌基因不一定就是该恶性肿瘤的基因，可以是任何肿瘤相关基因。

（1）处于癌前病变阶段的人并不意味着会百分之百发展成肺癌，但是发展成肺癌的概率远超常人。

（2）癌前病变期是可以逆转的，此时进行防治，一切都来得及。

（六）鉴别诊断

1.肿瘤性

恶性肿瘤包括周围型肺癌、单发肺转移性肿瘤、恶性淋巴瘤、肺恶性间叶瘤；良性肿瘤包括错构瘤、硬化性血管瘤等。

2.感染性炎性病变

结核球常位于上叶后段或下叶背段，但也不乏发生于非典型部位者。影像表现多呈圆形、类圆形外形，可规则或不规则，轮廓往往平直成角。基于其炎症的特性，边缘可有长的触角状或索条状影，邻近常有胸膜增厚粘连。

3.肺错构瘤

肺错构瘤一般为光滑或有浅分叶的周围型结节，可有钙化，典型者为爆米花状。薄层 CT 检出瘤内脂肪成分对确诊有帮助。增强扫描无明显强化。

4.硬化性肺细胞瘤

硬化性肺细胞瘤在 X 线胸片上表现为圆形、卵圆形边界清楚的肿物或结节，CT 平扫密度均匀，有时有小低密度区和粗大点状钙化，偶尔可见囊性变。CT 增强后由中度至明显强化。对于增强早期呈明显不均匀强化的圆形、卵圆形边界清楚的肿物或结节，应行延时扫描。

5.球形肺炎、肺脓肿和机化性肺炎

球形肺炎、肺脓肿和机化性肺炎多发生于两肺下叶背段和下叶基底段，位于肺的外周靠近胸膜，可呈方形、扁平形或三角形，多平面重建显示病变为非规则形。

6.真菌感染

曲菌球感染的典型表现是厚壁或薄壁空洞内可见边缘明确的结节灶，伴空气新月征，变换体位扫描，其内曲菌球可活动。

7.肺隔离症

影像学检查在肺隔离症的诊断中非常重要。肺隔离症多位于下叶后或内基底段，左侧多于右侧。叶内型主要表现为密度均匀肿块，呈圆形、卵圆形，少数可呈三角形或多边形。边界清晰、密度均匀者 CT 值与肌肉相仿，而与支气管相通者则表现为密度不均匀，内见囊性改变，囊内密度接近于水，边界规则清楚，囊内有时见到气体，如伴发感染，则可见到液平，短期内可有改变。

8.支气管/肺囊肿

位于中纵隔气管旁或肺门附近者表现较典型，不难诊断。位于肺外周者，多数表现为圆形或类圆形，轮廓清楚，光滑，少有分叶。

（石莉芳）

第十九节　病例 19 分享

一、病例介绍

患者宋某某，男，75 岁，以间断咳嗽、咳痰半月余，发现肺部病变 2 天为主诉入院。患者自诉半月前无明显诱因出现咳嗽、咳痰，咳白色黏痰，晨起为甚，无咯血、痰中带血，无胸闷、胸痛、呼吸困难。于当地医院就诊，2020 年 11 月 22 日肺部 CT 提示右肺内散在结节，考虑右肺癌肺内转移可能。今为求进一步诊治至门诊就诊，门诊以肺癌收治。自起病来，患者精神尚可，食欲佳，入睡好，大小便正常，体重无明显减轻。

既往史：患者既往有脑梗死，服用阿托伐他汀钙片调脂；高血压病史，最高收缩压为 180 mmHg，服用硝苯地平+坎地沙坦酯片降压；糖尿病 3 年，平素血糖控制不佳，服用格列齐特降糖。

体格检查：体温为 36.2 ℃，脉搏为每分钟 69 次，呼吸为每分钟 21 次，血压为 151/87 mmHg，血氧饱和度为 97%，神志清楚，查体合作，全身浅表淋巴结未触及肿大。气管居中，胸廓对称无畸形，胸骨无压痛，双侧呼吸动度一致，语颤未见异常，双肺叩诊呈清音，双肺呼吸音清晰，未闻及干湿性啰音。心尖冲动位于左侧第五肋间锁骨中线内 0.5 cm，无震颤，心率为每分钟 69 次，律齐，心音未见异常，无杂音。双下肢无水肿。克尼格征、布鲁辛斯基征及巴氏征未引出。

辅助检查：2020 年 11 月 22 日当地肺部 CT 提示右肺内散在结节，考虑右肺癌肺内转移，需结合临床病史或其他检查。

入院后完善相关检查：血常规检查：血红蛋白为 122 g/L；糖化血红蛋白为 8.2%；小便常规（尿葡萄糖）为微量。血气分析、肝肾功能、电解质、心肌酶、凝血功能、红细胞沉降率、C 反应蛋白、输血前四项、大便常规、12 项肿瘤标志物、痰涂片、抗酸杆菌检测均正常。淋巴结超声示双侧颈部、腋窝及左锁骨上低回声结节，考虑为淋巴结。肺部+全腹部增强 CT（图 7-79）示右肺上叶前段占位，右上肺局部支气管狭窄闭塞并右肺多发结节，考虑周围性肺癌并右肺内多发转移可能，建议进一步检查；左肺上叶下舌段、右肺中野外侧段少许炎症。肝内多发囊肿，胆囊未见显示，需结合临床判断。L4 椎体下缘形成许莫氏结节；左侧髂骨结节状致密影，考虑为骨岛可能。头部 MRI 示双侧脑室旁白质高信号，Fazekas Ⅱ 级（可能血管源性）左侧基底节区软化灶，脑萎缩。心脏彩超显示左室射血分数为 67%，主动脉瓣退行性变并轻度反流，二、三尖瓣轻度反流，左室舒张功能减退，收缩功能测值正常范围。

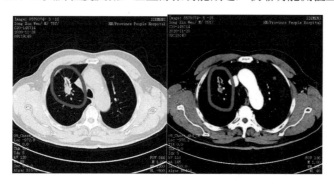

图 7-79　2020 年 11 月 28 日肺部增强 CT 图

二、初步诊断

右肺内散在结节，考虑为肺癌并右肺内多发转移可能；高血压病Ⅲ级，很高危组；Ⅱ型糖尿病。

三、鉴别诊断

（1）肺结核：有咯血症状，好发于儿童、青年，有午后低热、盗汗等较特异的症状，抗结核治疗有效。病理检查可见结核杆菌。

（2）肺炎：肺部炎症长期蔓延形成团块状炎性假瘤，容易与肺癌混淆。肺炎有急性期病史、寒战、高热等症状，病理学检查无癌细胞。在同一部位反复发生肺炎，应高度怀疑为肿瘤堵塞所致，此时可对病变部位取活检进行病理学鉴别诊断。

（3）肺部良性肿瘤：错构瘤、纤维瘤、硬化性肺泡细胞瘤等，临床上多无症状，X线片常呈圆形肿块，边缘整齐，没有毛刺和分叶。病理学检查是鉴别的关键。

（4）肺纤维化。

（5）真菌感染及其他不明原因的肺部占位。

四、明确诊断

患者为老年男性，间断咳嗽、咳痰半月余，发现肺部病变2天，2020年11月28日肺部增强CT提示右肺上叶前段占位，右上肺局部支气管狭窄闭塞并右肺多发结节，考虑为周围型肺癌并右肺内多发转移可能，建议进一步检查。有进一步纤维支气管镜检查及经皮肺穿刺检查明确诊断指征。

①2020年12月1日纤维支气管镜检查：常规支气管镜检查未见异常。②2020年12月2日CT引导下经皮肺穿刺，病理镜下图如图7-80。

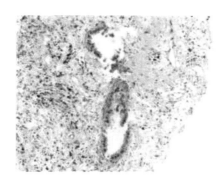

图 7-80 CT 引导下经皮肺穿刺病理镜下图

2020 年 12 月 2 日 CT 引导下经皮肺穿刺活检术病理结果为肺腺癌（图 7-81）。免疫组化 2032180-A01#包括 CD56（-）、CgA（-）、CK5/6（-）、CK7（+）、Napsin A（+）、p40（-）、p53（-）、p63（-）、SP-B（+）、Syn（-）、TIF-1（+）、Ki67（约 5%）。

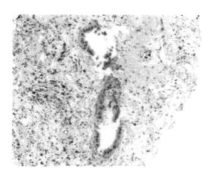

图 7-81 CT 引导下经皮肺穿刺病理镜下图示肺腺癌

五、讨论（腺癌治疗进展）

（一）肺癌大致分类

按解剖学部位分类：①中央型肺癌，以鳞癌及小细胞癌多见；②周围型肺癌，以腺癌多见。

按组织病理学分类：①非小细胞肺癌，包括鳞癌、腺癌、大细胞癌，以及其他如腺鳞癌、肉瘤样癌、淋巴上皮瘤样癌等；②小细胞肺癌。

肺癌分期如表 7-9、图 7-82 所示。

表 7-9　肺癌分期表

原发肿瘤（T）分期		区域淋巴结（N）分期		远处转移（M）分期	
Tx	原发肿瘤大小无法测量或痰脱落细胞、支气管冲洗液中找到癌细胞，但影像学检查和支气管镜检查未发现原发肿瘤	Nx	淋巴结转移情况无法判断	Mx	无法评价有无远处转移
T0	没有原发肿瘤的证据	N0	无区域淋巴结转移	M0	无远处转移
Tis	原位癌	—	—	—	—
T1a	原发肿瘤最大直径≤1 cm，局限于肺和脏层胸膜内，未累及主支气管或局限于管壁的肿瘤，不论大小	N1	同侧支气管或肺门淋巴结转移	M1a	胸膜播散（恶性胸腔积液、心包积液或胸膜结节）
T1b	原发肿瘤最大直径＞1 cm 且≤2 cm，其他同 T1a	—	—	M1b	单发转移灶原发肿瘤对侧肺叶出现卫星结节；有远处转移（肺/胸膜外）
T1c	原发肿瘤最大直径＞2 cm 且≤3 cm	—	—	M1c	多发转移灶，其余同 M1b
T2a	同侧纵隔和（或）原发肿瘤最大直径＞3 cm 且≤4 cm，或具有以下任一种情况：累及主支气管但未及隆突；累及脏层胸膜；伴有部分或全肺、肺炎、肺不张	N2	同侧纵隔和（或）隆突下淋巴结转移	—	—
T2b	肿瘤最大径＞ 4 cm 且≤5 cm；其他同 T2a	—	—	—	—

	原发肿瘤（T）分期		区域淋巴结（N）分期		远处转移（M）分期
T3	肿瘤最大直径＞5 cm 且≤7 cm，或具有以下任一种情况：累及周围组织胸壁、心包壁；原发肿瘤同一肺叶出现卫星结节	N3	对侧纵隔和（或）对侧肺门，和（或）同侧或对侧前斜角肌或锁骨上区淋巴结转移	—	—
T4	肿瘤最大直径＞7 cm，或侵及脏器心脏、食管、气管、纵隔、横膈、隆突或椎体原发肿瘤同侧不同肺叶出现卫星结节	—	—	—	—

	N0	N1	N2	N3
T1a	ⅠA1	ⅡB	ⅢA	ⅢB
T1b	ⅠA2	ⅡB	ⅢA	ⅢB
T1c	ⅠA3	ⅡB	ⅢA	ⅢB
T2a	ⅠB	ⅡB	ⅢA	ⅢB
T2b	ⅡA	ⅡB	ⅢA	ⅢB
T3	ⅡB	ⅢA	ⅢB	ⅢC
T4	ⅢA	ⅢA	ⅢB	ⅢC
M1a	ⅣA	ⅣA	ⅣA	ⅣA
M1b	ⅣA	ⅣA	ⅣA	ⅣA
M1c	ⅣB	ⅣB	ⅣB	ⅣB

图 7-82 肺癌分期

（二）肺癌治疗原则

肺癌的治疗应当根据患者机体状况、病理学类型（分子病理诊断）、侵及范围（临床分期），采取多学科综合治疗模式，强调个体化治疗，有计划、合理地应用手术、化疗、生物靶向和放射治疗等手段，以期达到根治或最大限度地控制肿瘤、提高治愈率、改善患者生活质量、延长患者生存时间的目的。

六、预后

肺癌的预后取决于早发现、早诊断、早治疗。因早期诊断不足致肺癌预后差的患者，86%在确诊后5年内死亡，只有15%在确诊时病变局限，这些患者5年生存率可达50%，因此及时就医、及早治疗至关重要。

（熊燕）

第二十节　病例20分享

一、病例介绍

患者王某，男，58岁，因反复咳嗽、气促2年，进行性加重6个多月于2021年2月18日入院。患者于2年前无明显诱因出现咳嗽，呈阵发性刺激性，偶有少许白痰，伴气促，活动后明显。2019年3月在门诊就诊，肺部HRCT提示双肺间质性病变，未规律口服药物治疗，病情无明显好转。近6个月来气促较前进行性加重，活动后明显。本次起病以来，精神一般，食欲一般，睡眠良好，大小便正常，体重无明显变化。

既往史：患者10余年前曾行鼻息肉切除术及眼泪囊炎术，具体不详。余既往史、个人史、婚育史、家族史无特殊。

体格检查：体温为36.4 ℃，脉搏为每分钟94次，呼吸为每分钟20次，血压为117/79 mmHg，血氧饱和度为95%，吸入氧浓度为21%。全身浅表淋巴结未及肿大。甲状腺无肿大，血管无杂音。胸廓对称无畸形，胸骨无压痛，双侧呼吸动度未见异常，语颤未见异常，双肺叩诊呈清音，双肺呼吸音清晰，双肺可闻及湿啰音，双下肺可闻及velcro啰音。心前区无隆起，心率为每分钟94次，律齐，心音未见异常，无杂音。腹平坦，无压痛，肝脾肋下未触及，肝肾脏无叩击痛，移动性浊音阴性，肠鸣音未见异常，关节无红肿，无杵状指（趾），双下肢无水肿。

辅助检查：2019年3月26日腹部+泌尿系彩超示前列腺增生合并钙化灶形

成。甲状腺彩超示甲状腺右侧稍高回声结节 TI-RADS 3，甲状腺低/无回声结节 TI-RADS 2。颈部血管彩超示双侧颈总动脉主干内中膜不规整，左侧椎动脉内径偏窄，双侧颈动脉及椎动脉血流通畅。肺部 CT（图 7-83）示双上肺结核（纤维化硬结为主），双肺间质性病变，可疑朗格汉斯细胞组织细胞增生症，请结合病史及临床。2019 年 3 月 29 日湘乡市人民医院检查肺功能示 FVC 为 3.62，FEV_1 为 3.17，FEV_1/FVC 为 87.44，提示肺通气功能正常，弥散功能轻度下降。

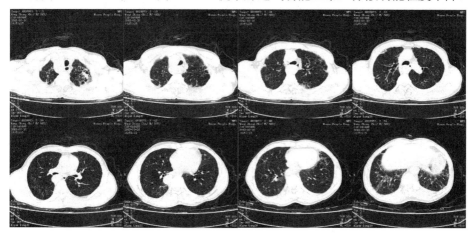

图 7-83　肺部 CT 示双肺间质性病变

二、初步诊断

双肺间质性肺病待查，考虑过敏性肺炎可能；前列腺增生并钙化；鼻息肉术后；眼泪囊炎术后。

三、病情总结

患者为 57 岁中年男性，木工，呈慢性起病（2 年），逐渐加重。双肺可闻及湿啰音，双下肺可闻及 velcro 啰音。肺部 CT 提示双肺间质性改变，开始以上肺为主，有纤维条索、硬结。

四、明确诊断

过敏性肺炎指易感个体暴露于有致敏源的环境中，因免疫介导机制而导致的间质性肺疾病。以 HRCT+病理为依据，过敏性肺炎可分为非纤维化型过敏性肺炎和纤维化型过敏性肺炎。根据我国成人过敏性肺炎诊断流程，结合患者病情进一步完善相关检查。血气分析：pH 为 7.45，PaO_2 为 88 mmHg，$PaCO_2$ 为 40 mmHg，HCO_3^- 为 27.6 mmol/L，BE 为 3.5 mmol/L，SaO_2 为 97%，FiO_2 为 21%。血常规：白细胞计数为 6.57（$\times 10^9$/L），中性粒细胞百分率为 65.1%，嗜酸性粒细胞为 0.24（$\times 10^9$/L），红细胞计数为 4.62（$\times 10^{12}$/L），血红蛋白为 140 g/L，血小板计数为 198（$\times 10^9$/L）。红细胞沉降率为 25 mm/h。变应原检测：总 IgE 为 841.00 IU/mL。多肿瘤标志物：癌胚抗原为 6.29 ng/mL，糖类抗原 199 为 83.89 U/mL，糖类抗原 125 为 39.86 U/mL，涎液化糖链抗原为 2041.8（105.3～401.2）。大小便常规、肝肾功能、电解质、凝血功能、心肌酶、风湿免疫狼疮、抗肌炎抗体谱、免疫球蛋白、甲状腺功能、输血前四项、痰涂片/培养、β-D 葡聚糖试验、半乳甘露聚糖抗原试验均未见明显异常。肺功能：FEV_1 为 2.19 L，FEV_1% pred 为 75.9%，FVC 为 2.32 L，FVC % pred 为 64.4%，FEV_1/FVC 为 94.31%，轻度限制性肺通气功能障碍，弥散功能重度下降。FeNO 为 3 ppb。心脏彩超：心功能左室射血分数为 70%；左室短轴缩短率为 39%；肺动脉内径增宽；三尖瓣轻度反流；左室松弛性下降，收缩功能测值正常范围。2021 年 2 月 19 日肺部 HRCT（图 7-84）示双肺散在多发条索状、网状、结节状高密度灶较前进展，以双上肺、下肺及胸膜下为甚，部分结节灶钙化；小叶间隔及斜裂增厚同前，右上叶前段支气管可见扩张；双上肺见蜂窝状高密度影较前增多，双下肺可见散在小气腔影较前增多；双上肺可见新增多发散在小气腔影，余肺内未见明显新增病灶；双侧气道通畅，纵隔内未见明显增大淋巴结影，双侧胸腔未见积液；右位主动脉弓。

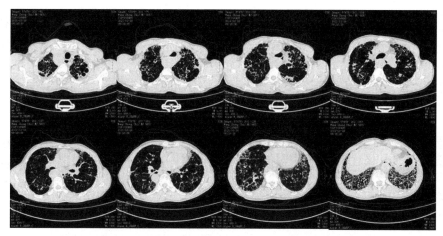

图 7-84　2021 年 2 月 19 日肺部 HRCT：双肺散在多发条索状、网状、结节状、高密度灶较前进展，以双上肺、下肺及胸膜下为甚

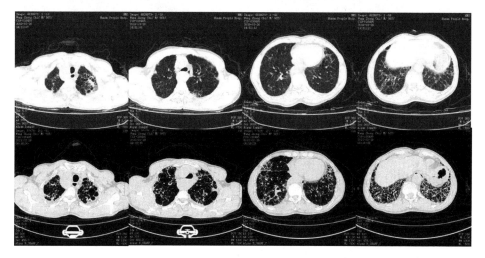

图 7-85　2019 年 3 月 26 日与 2021 年 2 月 19 日患者肺部 CT 的对比

纤维支气管镜检查：双肺支气管扭曲变形，右中叶支气管见一嵴状突起，具体如图 7-86。X-Pert、半乳甘露聚糖抗原、涂片、培养呈阴性，液基制片见图 7-87。

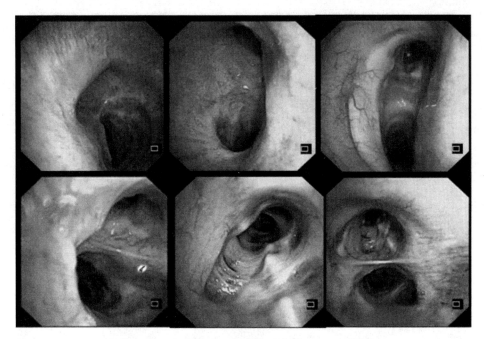

图 7-86 气管镜下表现

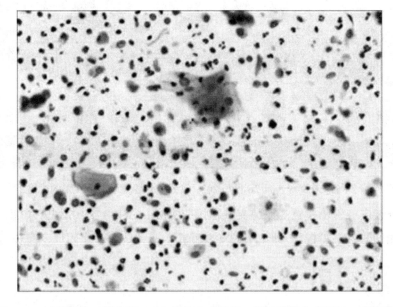

图 7-87 液基制片（灌洗液）可见鳞状上皮细胞、纤毛柱状上皮细胞、吞噬细胞
及炎症细胞（以中性粒细胞为主），未见癌细胞

　　2021 年 2 月 22 日行 CT 引导下经皮肺穿刺活检术，病理检查：左肺穿刺肺组织呈慢性炎症，多核巨噬细胞，间质嗜酸粒细胞浸润，肉芽肿改变，具体如图 7-88。

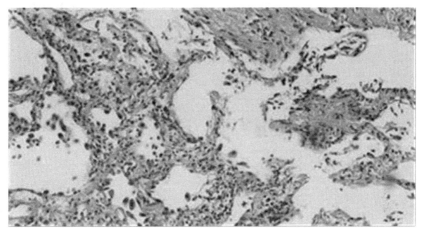

图 7-88　活检结果为肉芽肿改变

五、综合讨论、结合我国相关共识 HP 诊疗流程

　　首先是肺部 HRCT 表现评估，其次是对患者的病理结果进行界定，具体参考图 7-89。最后是对患者上述资料进行整合，参考图 7-90。

HRCT	典型 HP	符合 HP	不确定 HP
特征	具有至少 1 项肺纤维化分布特点的表现和至少 1 项小气道病变表现	存在非特异性的肺纤维化表现和小气道病变表现	无典型的 HP 和符合 HP 的 HRCT 表现
影像学表现	肺纤维化 HRCT 表现常见为不规则线状影/网格状影伴结构扭曲,可存在牵张性支气管扩张和蜂窝,但不突出。 可表现为以下分布特点: • 头尾和轴向随机分布 • 中肺野分布为主 • 下肺野相对受累较少 小气道异常表现: • 边界不清的小叶中心结节和(或)磨玻璃影 • 马赛克征、三密度征和(或)空气潴留(通常呈小叶分布) 至少有一个活检部位的组织病理学有以下 3 个特征: 1. 慢性纤维化性间质性肺炎 • 结构扭曲,成纤维细胞病灶±胸膜下蜂窝 • 纤维化性 NSIP 模式 2. 气道中心纤维化 • ±细支气管周围化生 • ±桥接纤维化 3. 形成不良的非坏死性肉芽肿 • ±细胞性间质性肺炎 • ±细胞性毛细支气管炎 • ±机化性肺炎 同时排除提示其他诊断的表现: • 浆细胞>淋巴细胞 • 广泛的淋巴组织样增生 • 广泛的形成良好的结节病样肉芽肿和(或)坏死性肉芽肿 • 吸入颗粒物	非特异性的肺纤维化表现: • UIP 模式:基底部胸膜下分布的蜂窝伴或不伴牵引性支气管 • 广泛的磨玻璃影伴轻度纤维化 • 轴向分布:支气管血管周围、胸膜下区域 • 头尾分布:上肺区 小气道异常表现: • 边界不清的小叶中心结节 • 三密度征和(或)空气潴留 至少有一个活检部位的组织病理学有以下 2 个特征(典型 HP3 个特征中的 1 个或 2 个) • ±细胞性间质性肺炎 • ±细胞性毛细支气管炎 • ±机化性肺炎 并排除提示其他诊断的表现	孤立性: • UIP 模式 • 可能 UIP 模式 • 不确定 UIP 模式 • 纤维化型 NSIP 模式 • 机化性肺炎模式 • 不确定的 HRCT 模式 至少有一个活检部位的组织病理学有典型 HP3 个特征中的一个特征 • ±细胞性间质性肺炎 • ±细胞性毛细支气管炎 • ±机化性肺炎 并排除其他诊断表现

图 7-89　我国成人 HP 诊断依据

注:UIP 为普通型间质性肺炎,NSIP 为非特异性间质性肺炎。

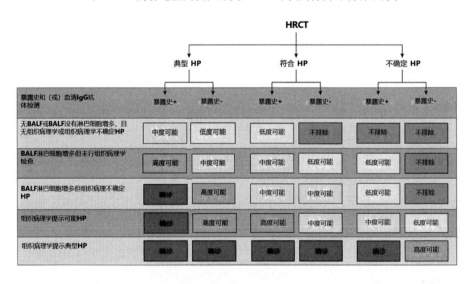

图 7-90　HP 诊断综合图

注:BALF 为支气管肺泡灌洗液。

综上,对本例患者最终诊断为:**纤维化型过敏性肺炎**。

六、总结

（1）患者 57 岁男性，木工，慢性起病，进行性加重，CT 特征、病灶病理符合 HP 特点，予以完善灌洗液检查及肺活检，最后诊断为纤维化型 HP。

（2）诊断过程遵循规范化流程，根据病情及典型影像做出初步判断后针对性完善检查确诊，指导治疗。

（彭书玲）

第二十一节　病例 21 分享

一、病例介绍

患者唐某，女，36 岁，以体检发现双肺结节 3 个多月为主诉入院。患者自诉 2021 年 7 月于当地体检中心体检行肺部 CT 检查时发现双肺结节（具体不详），遂于 2021 年 7 月 9 日至门诊行胸部 CT，CT 显示左肺下叶背段及右肺中叶外侧段结节，LU-RADS 3 类，建议 3～6 个月后复查；右肺下叶（IM161）磨玻璃结节，LU-RADS 2 类，建议待查。患者于 2021 年 10 月 26 日复查胸部 CT 显示左肺下叶背段及右肺中叶外侧段结节较前稍增大，LU-RADS 3 类，建议 3～6 个月后再次复查；右肺下叶磨玻璃结节，右肺中叶内侧段实性小结节，LU-RADS 2 类，建议年度复查。门诊以双肺结节收治。患者起病以来，无发热、气短、痰中带血，无盗汗、消瘦、胸闷、胸痛等不适，精神、睡眠、食欲可，大小便正常，体重无明显变化。

既往史：2011 年行剖宫产术，2021 年 4 月行清宫术，否认肝炎、结核、伤寒等传染病史，否认高血压、心脏病、糖尿病史，无外伤史，无输血史，否认食物、药物过敏史，预防接种史不详。个人史、月经史、婚姻生育史、家族史无特殊。

入院体查：体温为 36.2 ℃，脉搏为每分钟 76 次，呼吸为每分钟 18 次，血压为 126/82 mmHg，血氧饱和度为 97%。发育正常，营养好，神志清楚，查体合作，全身浅表淋巴结未触及肿大。气管居中。双肺叩诊呈清音，双肺呼吸音清晰，未闻及干湿性啰音。心前区无隆起，心率为每分钟 76 次，律齐，心音未见异常，无杂音。腹平坦，腹壁软，全腹无压痛，无肌紧张及反跳痛，肝脾肋下未触及，肝肾脏无叩击痛，移动性浊音阴性，肠鸣音未见异常。双下肢无水肿。

辅助检查：2021年7月9日门诊胸部CT（图7-91）示左肺下叶背段及右肺中叶外侧段结节，LU-RADS 3类，建议3～6个月后复查；右肺下叶（IM161）磨玻璃结节，LU-RADS 2类，建议待查。2021年10月26日门诊胸部CT（图7-92）示左肺下叶背段及右肺中叶外侧段结节较前稍增大，LU-RADS 3类，建议3～6个月后再次复查；右肺下叶磨玻璃结节，右肺中叶内侧段实性小结节，LU-RADS 2类，建议年度复查。

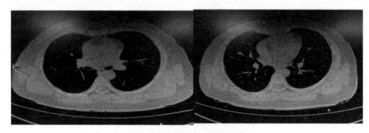

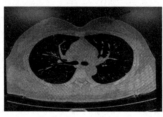

图7-91　2021年7月9日胸部CT：左肺下叶背段及右肺中叶外侧段结节

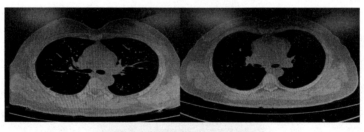

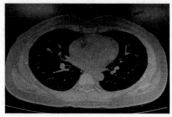

图7-92　2021年10月26日胸部CT：左肺下叶背段及右肺中叶外侧段结节

入院后完善相关检查：多肿瘤标志物 12 项检测呈阴性；狼疮全套、β-D 葡聚糖试验、半乳甘露聚糖抗原试验均阴性；痰结核杆菌检测显示涂片镜检未找到抗酸杆菌；肺癌自身抗体检测呈阴性。

二、初步诊断

该患者目前诊断：双肺结节性质待定。

三、病情总结

青年女性，无吸烟史，无肿瘤家族史。体检发现双肺结节 3 月余。无基础疾病，心肺腹查体未见明显异常。动态复查胸部 CT 提示左肺下叶背段及右肺中叶外侧段结节（LU-RADS 3 类），3 个月后复查稍有增大。

四、讨论

（一）亚实性肺结节

亚实性肺结节定义：CT 肺窗观察，肺内圆形或类圆形的高密度病变，不掩盖其内走行的血管和支气管影，纵隔窗图像不显示，类似为磨玻璃样，因此称为磨玻璃结节或磨玻璃影。亚实性肺结节又分为：纯磨玻璃结节；混合磨玻璃结节，也称部分实性结节。亚实性肺结节中如果是潜在恶性或恶性，且其病理类型为肺腺癌相关的组织亚型，可涉及从肺泡上皮不典型腺瘤样增生到原位癌，到微浸润性腺癌，再到浸润性腺癌等多个腺癌演进阶段。

（二）多发磨玻璃结节的治疗策略

多发磨玻璃结节的定义：多发磨玻璃结节是指肺内存在两个或以上最大径均不超过 30 mm 的磨玻璃结节，占肺部磨玻璃结节的 40%～50%。

多发磨玻璃结节有同侧肺同肺叶内多发、同侧肺不同肺叶内多发、双侧肺不同肺叶内单发或多发等多种类型。多发磨玻璃结节的主要病理类型涵盖了从不典型腺瘤样增生到原位癌，再到微浸润性腺癌，最后到浸润性腺癌等多个腺癌发展状态，其至还可出现良恶性共存的情况。

由于多发磨玻璃结节的多样性和复杂性，其处理手段仍未统一。目前认为多发磨玻璃结节的每个病灶都是"独立的个体"而非转移病灶，对于多发磨玻璃结节的处理应遵循先"主"后"次"的原则，即先处理主病灶，再处理次病灶。主病灶通常是最大的病灶，但也有可能是高度怀疑恶性的病灶。

多发磨玻璃结节的预后取决于主病灶大小和实性成分，次要或残留病灶是否生长或是否有新发病灶一般不影响预后。

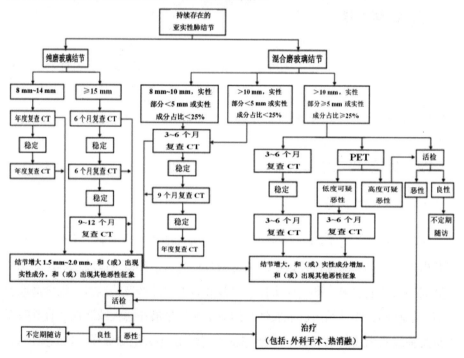

图 7-93　磨玻璃结节临床随访和处理流程

病理穿刺活检是明确磨玻璃结节性质和决定治疗方式的重要手段，经皮肺穿刺活检术和经支气管镜活检术是最常用的两种非手术活检技术。

（三）经皮肺穿刺活检术

1.适应证

纯磨玻璃结节：①最大直径小于 8 mm 不主张活检；②最大直径为

8 mm～14 mm 如果在随访过程中增大或出现实性成分；③最大直径不小于 15 mm 或在随访过程中增大或出现实性成分。

混合磨玻璃结节：①最大直径小于 8 mm，实性部分小于 5 mm 或实性成分占比小于 25%不主张活检；②最大直径为 8 mm～10 mm，实性部分小于 5 mm 或实性成分占比小于 25%，在随访过程中增大或实性成分增多；③最大直径大于 10 mm（实性部分小于 5 mm 或实性成分占比小于 25%），在随访过程中增大或实性成分增多；④最大直径大于 10 mm（实性部分不小于 5 mm 或实性成分占比不小于 25%），在随访过程中增大或实性成分增多；⑤最大直径大于 10 mm（实性部分不小于 5 mm 或实性成分占比不小于 25%），PET 检查高度怀疑恶性。

2.诊断准确率

①直径不超过 8 mm 的肺结节准确率为 70%～75%；②直径为 9 mm～10 mm 的肺结节诊断准确率为 80%～85%；③直径为 11 mm～20 mm 的肺结节诊断准确率为 85%～95%；④PTNB 与手术后腺癌各亚型符合率为 55%～60%。

3.消融后活检

经皮穿刺活检术中出现肺实质出血是影响诊断准确率的重要因素，微波消融或射频消融可以凝固肺内 2 mm 左右的小血管，消融后再取活检能减少肺实质出血，提高活检的阳性率。

肺部磨玻璃结节样肺癌具有"惰性"发展和极少有远处转移等特点，如预后良好，手术切除后 5 年生存率可达 100%，因此这类肺癌不同于"传统意义"上的早期肺癌，应该是肺癌中的特殊亚型。此类病变若过早地应用 VATS 切除将出现一定的问题：对于肺结节，尤其是浸润前病变，过早的手术介入，除了会导致过早的器官损伤和肺功能损失外，还可能会出现各种术后并发症，而且与随访择期手术相比，早期手术也并不能显著延长患者的总体生存时间；多发肺结节目前仍无明确的手术方式选择标准，也无剩余结节的后续处理原则；术前肺结节的诊断依赖于影像学，且无病理支持，对术前判断有风险的肺结节进行手术切除，术后可能证实为良性病变，使患者经历不必要的手术和术后并发症；随着人口的老龄化，越来越多的早期肺癌患者在 75 岁以上，这些患者往往无法选择手术治疗。此外，随访也存在问题，比如每次间隔多久随访，何时终结随访。对于受检者来说，每一次复查都会增加 X 射线暴露风险，并带来心理恐慌，对受检者生活质量影响极大。

（四）局部热消融技术

肿瘤热消融是一种针对某一脏器中特定的一个或多个肿瘤病灶，利用热产生的生物学效应，直接导致肿瘤细胞发生不可逆损伤或凝固性坏死的治疗技术。目前用于磨玻璃结节治疗的主要包括射频消融、微波消融和冷冻消融。

局部热消融术作为一种精准的微创技术现已广泛应用于早期肺癌的治疗，且每年的治疗例数都在迅速增加。该技术具有创伤小、疗效明确、安全性高、可重复性强、适应人群广等优点。治愈性消融是指通过热消融治疗，使局部肿瘤组织完全坏死，以达到治愈效果。

局部热消融技术对于周围型磨玻璃结节患者的适应证：①因心肺功能差或高龄不能耐受手术切除；②拒绝行手术切除；③外科切除后又新出现的病灶或遗留病灶，患者无法耐受再次手术或拒绝再次手术；④多发磨玻璃结节（先消融主病灶，其他病灶根据发展情况考虑再次消融）；⑤因各种原因导致的重度胸膜粘连或胸膜腔闭锁；⑥单肺（各种原因导致一侧肺缺失）；⑦重度焦虑，经心理或药物治疗无法缓解。上述患者需经活检病理证实为不典型腺瘤样增生、原位癌或微浸润性腺癌，对于周围型磨玻璃结节样浸润性腺癌患者需排除远处转移。

综上所述，笔者认为该患者有局部热消融治疗适应证，在与患者及家属充分沟通后，于 2021 年 10 月 29 日在 CT 引导下选择左肺下叶背段的磨玻璃结节予以射频消融术，并在术后行经皮肺穿刺活检术。术后病理诊断为原位腺癌。

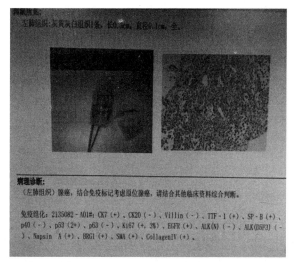

图 7-94　左肺下叶背段磨玻璃结节术后病理诊断为原位腺癌

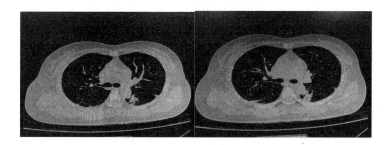

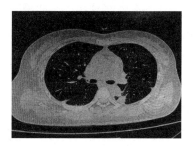

图 7-95　2021 年 10 月 30 日射频消融术后复查胸部 CT

（刘晶晶）

第二十二节 病例 22 分享

一、病例介绍

患者刘某某，女，70 岁，因活动后气促 5 年，再发加重伴咳嗽 3 个多月于 2021 年 10 月 25 日入院。患者自诉 5 年前出现活动后气促，平地行走无困难，上 1 层楼出现活动后气促，休息后可缓解，未引起重视，未就诊治疗。2021 年 7 月出现咳嗽，为阵发性干咳，逐渐加重，平地行走时咳嗽加重，伴气促，休息后可缓解，无明显畏寒发热，无咯血、胸痛、关节疼痛、肌肉酸痛等不适。患者为求进一步治疗于 2021 年 10 月 16 日于当地医院就诊，完善胸部 CT 提示双肺弥漫性病变，考虑肺间质性病变可能，支气管镜检查行肺泡灌洗液宏基因组测序未见明显病原微生物，考虑间质性肺炎可能性大，I 型呼吸衰竭；冠心病；高血压III级，极高危组；高脂血症。予以美罗培南抗感染、细辛脑化痰、甲泼尼龙解痉平喘及止咳化痰等对症支持治疗，患者症状稍好转于 2021 年 10 月 22 日出院。出院后患者仍稍活动即感气促，阵发性咳嗽，痰不多，不易咳出，无胸痛，无畏寒发热，无咯血、肌肉酸痛、关节疼痛等不适，为求进一步治疗就诊于我院门诊，门诊以肺间质病变收治。患者自起病以来，睡眠、精神、食纳欠佳，大小便正常，体重未见明显改变。

既往史：患者既往有高血压病史，规律口服缬沙坦、苯磺酸氨氯地平控制血压，自诉血压控制欠佳，有II型糖尿病病史，规律口服二甲双胍缓释片、格列齐特缓释片控制血糖，自诉血糖控制尚可，自诉既往有冠心病病史，否认肝炎、结核、疟疾病史，否认脑血管疾病、精神疾病史，否认手术、外伤、输血史，否认食物、药物过敏史，预防接种史不详。个人史、月经史、婚育史、家族史无特殊。

入院体查：体温为 36.8 ℃，脉搏为每分钟 74 次，呼吸为每分钟 20 次，血压为 144/72 mmHg，血氧饱和度为 93%（吸氧 3 L/min）。发育正常，神志清楚，精神尚可，自动体位，查体合作，全身浅表淋巴结未触及肿大。唇轻度发绀。胸廓无畸形，双侧呼吸动度对称，双肺叩诊清音，双肺呼吸音粗，双下肺可闻及 velcro 啰音，未闻及明显干啰音及胸膜摩擦音。心前区无隆起，心率为每分钟 74 次，律齐，心音正常，各瓣膜听诊区未闻及病理性杂音。腹部平软，全腹无压痛及腹肌紧张，肝、脾肋缘下未触及，莫菲氏征阴性，肝及肾区无叩击痛，腹部移动性浊音阴性，双肾区无叩击痛。肠鸣音正常。双下肢无浮肿。

辅助检查：胸部 CT：双肺弥漫性病变，考虑肺间质性病变可能，与病毒性肺炎鉴别，应结合临床综合考虑；肝脏小囊肿。心脏彩超：左室射血分数为 67%，左房扩大，左室舒张功能减低，主动脉瓣老年性钙化+主动脉瓣返流（轻），二尖瓣返流（中）+三尖瓣返流（轻一中），肺动脉高压（轻）。腹部彩超：①脂肪肝；②胆囊息肉样病变；③左肾上极钙化灶；④胰、脾、右肾、双输尿管未见明显异常。肺泡灌洗液：柱状上皮细胞为++、WBC 为 $3\sim8/hp$、未见明显细菌分布，抗酸杆菌阴性。细胞总数为 $0.03\times10^9/L$、吞噬细胞为 19%，淋巴细胞比为 1.0%；中性粒细胞比为 80.0%；嗜酸性粒细胞比为 0%。肺泡灌洗液细菌培养：无菌生长。肺泡灌洗液宏基因组测序：未找到明显病原学微生物。

二、初步诊断

考虑为间质性肺炎；高血压病Ⅲ级（极高危）；冠状动脉粥样硬化性心脏病；Ⅱ型糖尿病；高脂血症；脂肪肝；胆囊息肉。

三、病情总结

患者为老年女性，病程 5 年，有咳嗽、活动后气促症状，且进行性加重。无职业或家居环境、药物等可能引起间质性肺炎的因素。肺部 CT 可见双肺弥漫性磨玻璃病变，双下肺可闻及 velcro 啰音。患者目前肺功能差，缺氧症状重。外院肺泡灌洗液未见嗜酸性粒细胞、肺泡灌洗液宏基因组测序未找到明显病原学微生物。

四、诊疗经过

间质性肺疾病亦称作弥漫性实质性肺疾病（DPLD），是一组主要累及肺间质和肺泡腔，导致肺泡毛细血管功能单位丧失的弥漫性肺疾病的总称。临床主要表现为进行性加重的呼吸困难、通气功能障碍伴弥散功能降低、低氧血症和影像学上的双肺弥漫性病变，临床诊断路径如图7-96。

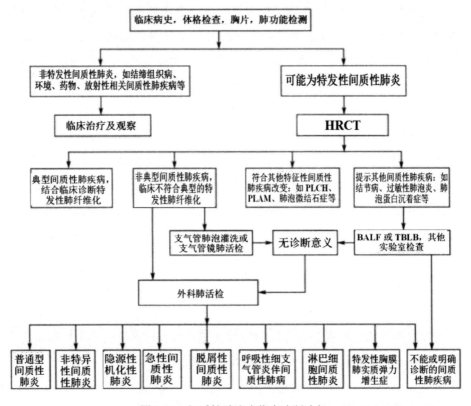

图7-96　间质性肺疾病临床诊断路径

注：UIP 为普通型间质性肺炎；PLCH 为肺朗格汉斯细胞组织细胞增多症；PLAM 为肺淋巴管平滑肌瘤病；BALF 为支气管肺泡灌洗液。

入院后完善相关检查：血常规显示白细胞数计数为 $7.93×10^9$/L、嗜酸性粒细胞计数为 $0.34×10^9$/L、中性粒细胞百分比为 74.8%、淋巴细胞百分比为 14.5%、红细胞计数为 $4.20×10^9$/L、血红蛋白为 127 g/L、血小板计数为 $293×10^9$/L。C 反应蛋白为 17.90 mg/L、红细胞沉降率为 25 mm/h、D-二聚体定量为 0.92 mg/L。心肌酶检查显示乳酸脱氢酶为 273.1 U/L，余项正常。肝功能显示总蛋白为 60.15 g/L、白蛋白为 34.17 g/L、白球比为 1.32 ng/mL，余项正常。血脂显示甘油三酯为 1.74 mmol/L、低密度脂蛋白胆固醇为 1.19 mmol/L、载脂蛋白 B 为 0.55 g/L，余项正常。降钙素原、N 端脑钠肽前体、血糖、肾功能常规、甲功三项基本正常。甲型流感病毒抗原阴性，乙型流感病毒抗原阴性；EB 病毒 DNA 测定、呼吸道腺病毒 DNA、巨细胞病毒 DNA 测定、乙型肝炎病毒核酸（高敏）定量检测阴性。抗环瓜氨酸肽抗体（抗 CCP 抗体）为 3.0 U/mL。半乳甘露聚糖（隐球菌抗原）检测、隐球菌荚膜抗原检测、β-D-葡聚糖试验、半乳甘露聚糖抗原试验阴性。风湿全套，免疫全套、狼疮全套、抗磷脂抗体谱、抗肌炎抗体谱正常。MDA5 抗体检测呈阴性。

2021 年 10 月 27 日胸部 CT（图 7-97）：双肺可见弥漫性磨玻璃样斑片影，边缘模糊，相应肺小叶间隔增厚，血管支气管束增粗模糊；肺野透亮度减低，增强扫描未见明显异常强化，各段叶支气管开口通畅；纵隔可见多发稍大淋巴结；双侧胸腔未见积液，提示为双肺弥漫性间质性病变，原因待定，需结合临床判断。2021 年 11 月 2 日腹部超声显示脂肪肝声像，肝多发囊肿，胆囊多发息肉样病变。

肌电图诱发电位：①双侧下肢根性病损；②双侧下肢周围神经源病损；③不排除肌源性病损。心电图：窦性心律、ST 段下移、T 波倒置。

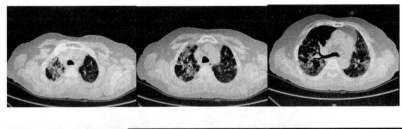

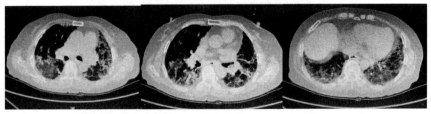

图 7-97　2021 年 10 月 27 日胸部 CT

入院后治疗方案：鼻导管给氧；比阿培南+盐酸多西环素静滴抗感染；多索茶碱静滴扩张支气管；盐酸氨溴索静滴、乙酰半胱氨酸雾化吸入化痰；复方甲氧那明胶囊、苏黄止咳胶囊止咳；薄芝糖肽调节免疫及降压、降糖。患者气促症状无明显缓解。

五、明确诊断

目前未找到明确致间质性肺炎的原因，也尚未取得肺组织病理结果，故诊断仍不能明确。该患者年龄大，肺功能差，Ⅰ型呼吸衰竭，外科肺活检不能耐受，虽然经皮肺穿刺活检术有创伤小、手术时间短等优势，但仍有气胸、出血等风险，患者可能不能耐受。

虽然有78%～87%的肺部弥漫性疾病患者可通过经皮肺穿刺活检术获得有诊断价值的标本，且诊断率为29%～53%，但气胸的发生率却高达50%。因此，对肺部弥漫性疾病应小心选择病例，宜选择肺外周有浸润性病变者。在间质性肺疾病的诊断方面，经皮肺穿刺活检术的价值与TBLB相似。对于几种特定的疾病，例如累及肺组织的结节病（特别是局限性病灶）、隐源性机化性肺炎（COP），如果TBLB未能明确，经皮肺穿刺活检术可取得具有诊断价值的病理材料。

于2021年10月29日在持续吸氧下予以CT引导下经皮肺穿刺活检术取材右下肺组织，手术顺利，取材满意，术中术后患者无特殊不适，术后复查肺部CT无气胸、出血情况。

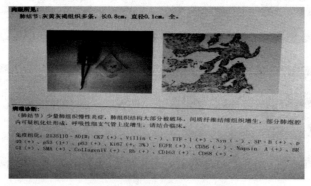

图 7-98　右下肺组织病理结果

结果显示（图 7-98）：少量肺组织（肺结节）慢性炎症，肺组织结构大部分被破坏，间质纤维结缔组织增生，部分肺泡腔内可疑机化灶形成，呼吸性细支气管上皮增生，具体诊断应结合临床分析。

六、讨论

（一）COP

机化性肺炎是个病理学术语，是指以肺泡、肺泡管或细支气管中存在的由成纤维细胞和疏松结缔组织基质构成的肉芽组织为组织病理学特征的一组疾病。

COP 是以肺泡内、肺泡管、呼吸性细支气管及终末细支气管腔内有息肉状肉芽结缔组织为病理特点的，对糖皮质激素反应良好的间质性肺疾病，其相应的临床—放射—病理学定义是指在没有明确致病源（如感染）或其他临床伴随疾病（如结缔组织疾病）的情况下出现的机化性肺炎。机化性肺炎是其主要病变，细支气管病变为次要改变，可伴或不伴细支气管病变。

临床表现：本病可见于 20～80 岁人群，以 40～60 岁为多见，性别和吸烟与否无明显差异。大多数亚急性起病，病程在 2 个月内，约 1/3 的患者在病程前期有咽痛、发热及乏力等流感样症状。临床上最常见的临床症状为干咳（56%～100%）和程度不同的呼吸困难（50%～80%），极少数患者表现为严重进行性发展的呼吸困难。此外，患者还可出现体重减轻、周身不适、盗汗等全身症状，咯血、喘息、胸痛等症状少见，但也有无临床症状的病例。由于此类患者的临床症状无特异性，初始常诊断为社区获得性肺炎，导致诊断延误 6～13 周。约 2/3 患者可闻及爆裂音，多位于双肺中下部，亦可为单肺，罕闻哮鸣音，杵状指非常少，此点与特发性肺间质纤维化（IPF）不同。约 1/4 患者体检肺无任何异常。

影像学表现：胸部 CT 检查特别是 HRCT 检查对 COP 的诊断有很重要的作用。根据胸部 CT 的主要表现及分布特点，COP 分为 3 种影像学类型，即多发性肺泡实变影（典型 COP）、浸润性阴影（浸润性 COP）、局灶性实变影

（局灶 COP）。

其中浸润性 COP 的 CT 影像表现为在肺泡实变影背景中同时有间质性阴影（图 7-99）。实变影的 CT 形态接近线状或条索状，线状影比较厚，呈拱形、弯弓形或多角形，此线状影与边界清楚的小叶间隔增厚不同，有文献称之为小叶周围型线状影，可在半数以上的 COP 患者中出现，且在其同一肺野通常还会伴有其他阴影，特别是气腔实变影。

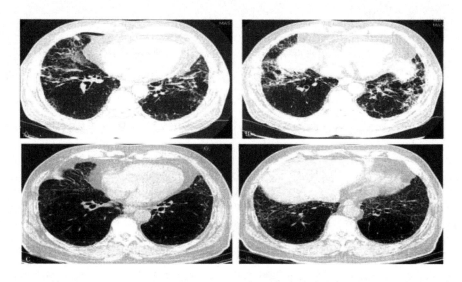

图 7-99　浸润性 COP HRCT（A、B）示两下肺斑片状实变影、线状影、网状影，小叶间隔
增厚，牵拉性支气管扩张；激素治疗后，5 年复查 HRCT（C、D）示
原病变部位有网状影及牵拉性支气管扩张

（二）诊断

该病的最初临床及影像学表现与感染性疾病类似，相当一部分患者最初被诊断为肺炎。当在抗生素治疗下，病情呈进行性加重，用普通细菌感染无法解释时，应考虑到本病的诊断。

1.疑似诊断

在临床上遇到患者具有下列特点时应考虑本病：①临床有持续性干咳，呼吸困难、发热、体重减轻，肺部有爆裂音，无杵状指（趾）；②X 线片表现弥漫性肺泡和肺间质浸润性阴影，特别是游走性斑片阴影；③抗生素治疗无效并除外肺结核、支原体、真菌等肺部感染；④支气管肺泡灌洗液中细胞数增多，淋巴细胞及中性粒细胞比例增多，CD 4/CD 8 降低；⑤肾上腺皮质激素治疗效果显著。

2.确定诊断

临床表现及影像学提示 COP 时，仍然推荐通过组织病理学确定 COP 诊断。COP 的确定诊断包含两层含义：机化性肺炎的组织学诊断、识别及排除引起机化性肺炎的原因。

（1）机化性肺炎组织学诊断：多种炎症性肺部疾病可出现肺泡腔内渗出物机化，必须仔细寻找有无其他特征性的病理改变。例如：特发性或继发性非特异性间质性肺炎可出现机化性肺炎样改变，但机化性肺炎范围在总体病变的 20%以下。54%～70%的肉芽肿性多血管炎（以往称为韦格纳肉芽肿）病理有机化性肺炎病变，甚至对于某些病例来说是主要的组织病理学改变。嗜酸性粒细胞性肺炎、变应性肺泡炎、肿瘤阻塞远端的肺炎、肺脓肿、吸入性肺炎、囊性纤维化、任何原因引起的弥漫性肺泡损伤机化期、尘肺等病的组织学均可能出现机化性肺炎改变。当仅依靠 TBLB 及经皮肺穿刺活检获得的肺组织小标本诊断非典型 COP 病例，尤其是影像学特点提示更符合非特异性间质性肺炎或 IPF 时，需要谨慎。

（2）机化性肺炎的病因诊断：虽然机化性肺炎具有病理形态学特征，但临床上缺乏特异性。机化性肺炎的组织病理学原因诸多。机化性肺炎可与感染、结缔组织病、吸入性损伤、过敏性肺炎、药物反应、放射性肺损伤或者误吸相关。感染是机化性肺炎病理改变的常见病因之一，所以应对肺组织进行包括特殊染色在内的微生物学研究，以排除感染，特别是机会性感染。鉴别是否有以上机化性肺炎的病因，也是 COP 临床诊断相当重要的环节，没有明确原因或基础疾病的机化性肺炎，方能诊断为 COP。

（三）鉴别诊断

1.慢性嗜酸性粒细胞性肺炎

慢性嗜酸性粒细胞性肺炎（chronic eosinophilic pneumonia，CEP）与 COP 在临床、X 线片及 HRCT 表现上很难鉴别，对激素治疗反应均佳，但 CEP 患者周围血嗜酸性粒细胞大多增加，一般可达 20%以上，支气管肺泡灌洗液嗜酸性粒细胞多在 5%以上，且 55%患者支气管肺泡灌洗液嗜酸性粒细胞多于淋巴细胞，而 COP 患者支气管肺泡灌洗液嗜酸性粒细胞多在 5%以下，96%患者支气管肺泡灌洗液淋巴细胞百分数超过嗜酸性粒细胞，因此最终鉴别诊断多依赖肺活检。虽然两病在病理组织学上可有机化性肺炎表现，但 CEP 病理的显著特点是肺泡腔内和间质内有较多嗜酸性粒细胞浸润，可资鉴别。

2.外源性变应性肺泡炎

外源性变应性肺泡炎亦称过敏性肺炎，是由反复吸入有机抗原物引起的免疫介导的肺部疾病，其病理学改变是肺间质、肺泡和终末细支气管的弥漫性单核细胞浸润，常出现肉芽肿，并可发展为肺纤维化。慢性期其 X 线片及 HR、CT 表现呈现弥漫性肺间质纤维化网状改变，可见肺容积缩小，有蜂窝肺，与 COP 鉴别诊断并无困难。但急性期 HP 的 X 线片及 HRCT 表现为肺泡性浸润阴影，如出现游走性斑片状阴影，则易与 COP 混淆。少数 HP 患者 HRCT 表现为沿支气管血管束分布的气腔实变影和条索状影，不易与 COP 相鉴别，故应注意到 HP 背景中的微小结节影，并结合职业史环境、吸入抗原激发试验、皮肤抗原试验及血清查沉淀抗体等检查进行鉴别诊断，必要时亦可做肺活检。虽然 HP 病理改变有机化性肺炎样，但病变分布以细支管周围为主，可见疏松的肉芽肿。

3.细支气管肺泡癌

细支气管肺泡癌是肺腺癌的一种特殊亚型。细支气管肺泡癌的临床表现差异很大，临床症状为咳嗽、咳大量白黏痰、呼吸困难。在影像学上，细支气管肺泡癌有结节型和弥漫型两类，后者形态类似肺炎，HRCT 表现为实变影，病变多叶或段分布，影像学表现类似 COP。细支气管肺泡癌的多发性实变影无游走性，但有多发性结节影等特点，需肺活检病理排除之。

4.肺原发性恶性淋巴瘤

恶性肺原发性淋巴瘤，特别是低度恶性黏膜相关淋巴组织淋巴瘤，临床呈现惰性过程，HRCT 表现为单发或多发性类结节影和实变影，约一半患者发现于常规胸部 X 线片，无明显临床症状表现。当患者以多发性实变影为主要表现时，其影像学与 COP 颇为类似，需要肺活检病理以鉴别诊断。

（四）治疗

COP 治疗决策需要综合考虑患者症状严重程度、肺功能损害程度、胸部影像学累及范围、疾病进展速度等。①对症状轻微或肺功能轻度异常的 COP 患者，可在第 4～8 周随访后再评价，如有症状加重、肺功能下降或影像学累及范围扩大，可开始全身糖皮质激素治疗。部分 COP 患者有自然缓解可能。②对有症状伴有肺功能中至重度异常的 COP 患者，推荐全身激素治疗。起始激素剂量，泼尼松 0.75～1.00 mg/（kg·d）到最大 100 mg/d，早上顿服或分 3 次口服，多数 COP 患者对泼尼松 60 mg/d 治疗反应良好。对激素反应良好的 COP 患者，在用药后 3～5 天可见临床症状改善，而胸部影像学的吸收则需要数周以上。③对快速进展或出现呼吸衰竭的 COP 患者，建议甲泼尼龙 500～1000 mg 静脉滴注 3～5 天后改继续口服激素治疗。④初始激素剂量维持 1～3 个月，激素逐步减量，疗程为 6～12 个月。治疗期间若停用激素或激素减量，则易导致病情复发，从而延长疗程。治疗过程中应注意激素的并发症。此外，对初始全身激素治疗无反应，或快速进展患者，建议加用免疫抑制剂如环磷酰胺或硫唑嘌呤。

综上所述，该患者目前考虑 COP 可能。2021 年 11 月 4 日该患者出院后，予以醋酸泼尼松片 40 mg，每日口服 0.75 mg/kg 治疗，仍需继续动态随访。

七、总结

IPF 是一种病因不明的慢性进行性纤维化性间质性肺炎，主要表现为进行性加重的呼吸困难，伴限制性通气功能障碍和气体交换障碍，可导致低氧血症甚至呼吸衰竭，预后差。对于稳定期 IPF 患者，应采取积极措施预防急性加重的发生；对于疑似急性加重的患者，应通过规范诊治流程，早期诊断，积极采取措施，以改善 IPF 患者预后。COP 的诊断需通过临床—影像—病理诊断的方式获得，经皮肺穿刺活检术因创伤小、手术时间短、阳性率高、患者耐受性好等优势，成为了获取间质性肺疾病患者病理诊断的最佳方式之一。

（刘晶晶）

参考文献

[1] 叶俏, 代华平. 特发性肺纤维化诊断和治疗中国专家共识[J]. 中华结核和呼吸杂志, 2016（06）: 427-432.

[2] 徐作军. 弥漫性间质性肺疾病的诊断和鉴别诊断[J]. 中华老年医学杂志, 2008（01）: 5-8.

[3] 蔡后荣, 张湘燕, 李惠萍. 实用间质性肺疾病[M]. 2版. 北京: 人民卫生出版社, 2016.

[4] 杨雪玲, 于海鹏, 司同国. 胸部肿瘤经皮穿刺活检中国专家共识（2020版）[J]. 中华介入放射学电子杂志, 2021（02）: 117-126.

[5] 范勇. 经皮肺穿刺的临床应用[J]. 临床肺科杂志, 2004（04）: 379-380.

[6] 陈星荣. 介入放射学[M]. 上海: 上海医科大学出版社, 1989.

[7] 罗卫华, 郭晓光, 申泓. 经皮肺穿刺活检的临床应用[J]. 航空航天医药, 2003（01）: 5-6.

[8] 彭蔚平. CT引导下经皮肺穿刺实践心得[C]//中华医学会继续教育部. 全国医学影像学术研讨会论文集. 深圳: 中华医学会, 2010: 37-39.

[9] 张永顺. CT引导经皮肺穿刺的扫描方法和技巧[J]. 放射学实践, 2001（06）: 387.

[10] 黎昌华, 王健, 赵国宏, 等. 改良后的栅栏穿刺定位器在CT引导下经皮肺穿刺185例活检的价值[J]. 重庆医学, 2006（06）: 542-543.

[11] 赵宝平, 张晓宁, 高宗科, 等. 自制栅栏定位器在CT引导下经皮肺穿刺活检中的应用价值[J]. 临床军医杂志, 2008（04）: 589-591.

[12] 高飞，孟婷，张立新，等．一次性栅栏定位胶带和手术巾的研制及应用[J]．影像诊断与介入放射学，2016（01）：77-78．

[13] 蒋蕾，邱燕，张丽琴，等．自制体表定位器在CT引导下经皮肺穿刺活检术中的应用[J]．当代护士（下旬刊），2018（03）：188，191．

[14] 杨清杰，胡蒙，郭明．新型三维穿刺定位引导器在经皮肺穿刺活检术中的应用[J]．中国微创外科杂志，2016（11）：1019-1022．

[15] 毛毳，李永华，刘国红，等．改良后的CT引导下经皮穿刺角度定位器与原定位器的性能比较[J]．实用放射学杂志，2013（12）：2052-2054．